针灸常见病证辨证思路与方法

主　编　裴　建

副主编　傅勤慧

编　委　（按姓氏笔画排序）

王腾腾　尤晓欣　朱　原　孙德利

吴晓琼　宋　毅　陈　超　陈大隆

倪承浩　傅勤慧　裴　建　戴　明

人民卫生出版社

图书在版编目（CIP）数据

针灸常见病证辨证思路与方法 / 裴建主编 . —北京：人民卫生出版社，2020

ISBN 978-7-117-29972-5

Ⅰ. ①针… Ⅱ. ①裴… Ⅲ. ①常见病 – 针灸疗法②辨证论治 Ⅳ. ①R245 ②R241

中国版本图书馆 CIP 数据核字（2020）第 064994 号

人卫智网	**www.ipmph.com**	**医学教育、学术、考试、健康，购书智慧智能综合服务平台**
人卫官网	**www.pmph.com**	**人卫官方资讯发布平台**

针灸常见病证辨证思路与方法

主　　编： 裴　建
出版发行： 人民卫生出版社（中继线 010-59780011）
地　　址： 北京市朝阳区潘家园南里 19 号
邮　　编： 100021
E - mail： pmph @ pmph.com
购书热线： 010-59787592　010-59787584　010-65264830
印　　刷： 北京虎彩文化传播有限公司
经　　销： 新华书店
开　　本： 710 × 1000　1/16　　**印张：** 12.5
字　　数： 211 千字
版　　次： 2020 年 7 月第 1 版　2022 年 4 月第 1 版第 2 次印刷
标准书号： ISBN 978-7-117-29972-5
定　　价： 48.00 元
打击盗版举报电话：010-59787491　E-mail：WQ @ pmph.com
质量问题联系电话：010-59787234　E-mail：zhiliang @ pmph.com

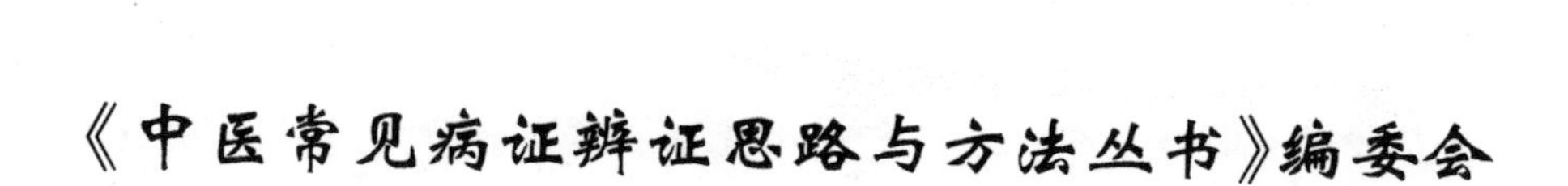

《中医常见病证辨证思路与方法丛书》编委会

序一

中医学是中华民族文化瑰宝中一颗耀眼的明珠，不仅承载着中国古代人民同疾病做斗争的经验和理论知识，同时也充满了中国优秀的传统哲学思想。这种医哲交融现象是许多学科都不具备的。中医辨证思路是中医学的核心理论之一，是中医临床的灵魂，是每个优秀中医临床医师必须掌握的临床技能。如何用最有效的方法使学习者掌握中医辨证思路是现代中医教育一直探索的课题。

为更好地引导学生掌握中医辨证思路，为学生构建系统的中医知识结构，指导中医基础知识灵活应用于中医临床，上海中医药大学附属龙华医院启动了《中医常见病证辨证思路与方法丛书》编写工作，该丛书集合了在中医领域成绩卓著、享有盛名的学者大家，艺精而道明，如杏林大家陈湘君教授、唐汉钧教授，以及龙华医院知名中医专家胡鸿毅教授、肖臻教授、刘胜教授、徐莲薇教授、姜之炎教授、莫文教授、裴建教授亲自负责编写工作。丛书内容涵盖中医内科、中医外科、中医妇科、中医儿科、中医骨伤、针灸等学科，着眼于中医学生临证思路与方法的培养，在常规教材关于疾病概念、病因病机、辨证施治等论述的基础上，系统整合各学科常见病证的知识体系，通过辨证思路图归纳总结诊治流程，通过病例思维程序示范提供诊疗范例。所用医案均经过精心挑选，力求通过名医名家的临证经历为学习者提供更广阔的诊疗思路，医案后辅以作者精心编撰的按语，对学习者在理论与临床实践结合基础上提高中医临床思辨能力大有裨益。全书渊源澄澈，见病知源，寓教于行间，可知其康济之怀。

风雨砥砺六十载，辉煌铸就一甲子，恰逢上海中医药大学附属龙华医院60华诞。多年来，医院始终坚持“质量第一、病人至上、继承创新、追求卓越”的使命，秉承“严谨、仁爱、继承、创新”的精神，已成为中医特色鲜明、学科底蕴深厚、岐黄人才辈出，集医疗、教学、科研为一体的现代化的著名综合性中医医院。值《中医常见病证辨证思路与方法丛书》即将付梓，综纪各科，膏泽后学，谨以为序，并祝龙华医院精医卓越，再绘新篇。

徐建光

2020年4月28日

序二

中医药学是中华民族原创的医学科学，辨证论治是中医教育的核心。为引导学生建立初步的中医辨证思维，2002年至2007年间，上海市名中医陈湘君教授、唐汉钧教授先后领衔编写了《中医内科常见病证辨证思路与方法》和《中医外科常见病证辨证思路与方法》两部教学参考书，为本套丛书的编写奠定了坚实的基础。

薪火相承，随着上海中医药大学附属龙华医院近20年的学科发展，以胡鸿毅、肖臻、刘胜、徐莲薇、姜之炎、莫文、裴建为代表的各学科青年名医迅速成长，内、外、妇、儿、骨伤、针灸六个学科团队，结合丰富的临床经验和先进的教学理念，高质量地完成了《中医常见病证辨证思路与方法丛书》的编写工作。这既是上海中医药大学附属龙华医院60年教育教学成果的展示，也是其60年学科建设经验的总结。纵观全书具有以下显著特色：

编写体例严格遵循中医思维的建构规律。围绕辨证思路与方法，全书以“概述、病因病机”言简意丰以助回顾基本知识，以“辨证注意点和辨证思路”提纲挈领引导学生建构中医思维方法，以“病例思维程序示范”带领学生模拟实践中医思维建构过程，寓妙用于流程导图，寄活变于典型医案，青年医师之辨证思路，至此始明。渐进式的编写设计，符合学生认知规律，有利于其提高学习效率，可谓创中医教育新范本。

编写内容诠释了传承与创新并重的内涵。病证选择上，衔接中医执业医师资格考试大纲、中医住院医师规范化培训和专科医师规范化培训细则等最新人才培养要求，补充完善各科常见病证范围；编写内容组织上，既继承总结前人临证经验，又及时融汇编者临证体会，同时还适当引入学科最新进展；编写形式设计上，贯穿全书的思维导图实为本套教参的点睛之笔，而一幅幅充满学科特色的配图更是增强了全书的直观性和形象性。

现今医书可谓汗牛充栋，诸青年医师诚难遍阅，值此60周年院庆，《中医常见病证辨证思路与方法丛书》即将付梓出版，厚不盈尺，而于各科常见病证揭要提纲，搜辑略备，使读之可遵道得路，开门即见山，堪为中医教育之宝筏也。

经过几代中医人的励精图治，上海中医药大学附属龙华医院已发展成为集医疗、教学、科研为一体，中医特色鲜明和中医优势突出的全国著名中医医院，努力实践着“在继承中创新发展，在发展中服务人民”的理念。作为一名龙医人，适逢甲子之年，展阅书稿，凡辨证论候，别具新裁，尤感于怀，及其命序，不辞而书，以寄龙华医院卫生济民之业，培育后学之功！

刘嘉湘

2020年4月28日

前言

针灸学具有完备的理论体系，积累了数千年临床经验。国家中医药管理局数据显示，目前183个国家或地区广泛使用针灸，其中29个设立了传统医学的法律法规，18个将针灸纳入医疗保险体系。针灸学成为传统中医走向世界的名片。2019年10月25日，全国中医药大会在北京召开，对发展中医药事业作为国家战略提出了更高要求，传承精华，守正创新，针灸学科建设面临新的机遇与挑战。

为适应住院医师规范化培训的需求，本书作为《针灸学》的辅助教材，主要面向实习医生、规范化培训住院医生、高年资住院医生，旨在帮助年轻医学生、医生，直面针灸临床问题时提供思路、方法，提纲挈领地应对针灸学相关考试。

本书延续住院医师规范化培训《针灸学》通行教材章节划分，依据执业医师资格考试、住院医师规范化培训考试大纲，收纳针灸科常见病证59个，以疾病为切入点，每节分概述，主要病因病机，辨证注意点，辨证思路，病例思维程序示范，常用针灸处方、经验穴及操作方法等方面介绍针灸科常见病证的辨证、诊断、治疗思路。本书参考权威诊断标准，对接国内外最新疾病指南、行业标准或诊疗常规、临床研究进展，致力于为针灸科临床常见问题提供可靠的参考和引导。因针灸学独特的发展历程、优势疾病谱、适应人群及治疗手段，其辨病、辨证、辨经络相结合的辨证配穴思路模式鲜明，选择辨证思维程序图，使用方便，直观明了。本书所选临床名家典型医案，具有较强的示范性。所选常用穴位、处方等出自典籍或经过临床验证，因篇幅所限，不能一一列举。

本书在编写过程中得到了上海中医药大学龙华临床医学院的大力支持。然仓促付梓，书中尚存不足之处，恳请读者提出宝贵意见。

编者

2019年9月

目录

第一章　头面、躯体痛证

第一节　头　　痛

【概述】

头痛(headache)是以头部疼痛为主症的疾病。本节涉及西医学偏头痛、紧张性疼痛、丛集性疼痛等。

【主要病因病机】

头痛病位在头,主要致病因素为风、火、痰、瘀、虚,各种外感、内伤因素引起头部气血失调,脉络不通或脑窍失养,均可导致头痛。

【辨证注意点】

1. 诊断要点

(1) 症状:疼痛部位为前额、额颞、颞顶、顶枕或全头部疼痛,性质多为跳痛、刺痛、胀痛、昏痛、隐痛等;头痛可突然发作,或缓慢起病、或反复发作,时痛时止;头痛持续时间不一,可数分钟、数小时或数天、数周不等。

(2) 诱因:外感、内伤均会导致头痛。

2. 丛集性头痛、紧张性头痛、症状性偏头痛的鉴别

(1) 丛集性头痛:表现为一系列密集的、短暂的、严重的单侧钻痛。头痛部位多局限并固定于一侧眼眶部、球后和额颞部。起病突然而无先兆,发病时间固定,持续 15min~3h,发作从隔天 1 次到每日 8 次。剧烈疼痛,常疼痛难忍,并出现面部潮红,结膜充血、流泪、流涕、鼻塞,多不伴恶心、呕吐。

(2) 紧张性头痛:头痛部位较弥散,可发于前额、双颞、顶、枕及颈部。头痛性质常呈钝痛,头部压迫感、紧箍感。头痛常呈持续性,部分病例也可表现为阵发性、搏动性头痛。很少伴有恶心、呕吐。情绪障碍或心理因素可加重头痛症状。

(3) 症状性偏头痛:缺血性脑血管疾病、脑出血、未破裂的囊状动脉瘤和动静脉畸形、颅内肿瘤、脑脓肿、脑膜炎等引起的继发性头痛在临床上也可表

现为类似偏头痛性质的头痛，可伴有恶心、呕吐，但无典型偏头痛发作过程，颅脑影像学检查可显示病灶。

3. 辨证要点　病位明确者，区分阳明头痛、少阳头痛、太阳头痛、厥阴头痛。

【辨证思路】

一、抓主症以辨病

以“头部疼痛”为主症即可诊断为中医的头痛。必须甄别患者头痛背后是否存在危及生命的症状和体征。详细了解头痛急缓、突然发作或阵发、发作的持续时间、发作频率。需根据临床症状把握头痛发作期、震动期、缓解期等演变过程。了解头痛部位、扩散部位，了解头痛的性质，如搏动性疼痛、刺痛、胀痛、钝痛、束缚样疼痛等。根据 VAS（visual analogue scale）量表判断头痛的严重程度。了解伴随症状，如畏光、畏声、恶心、呕吐、肢体麻木、无力等。既往有无类似发作和/或用药史。有无基础疾病。同时也需要关注，情绪、疲劳、失眠、噪音、强光、饮酒、饮食、年龄、性别、女性月经情况等与发病相关的因素。

二、区分外感头痛与内伤头痛

	外感头痛	内伤头痛
发病急缓	发病较急	发病较缓
疼痛程度	连及项背，痛无休止	痛势绵绵，时作时休
情志刺激	无影响	诱发或加重

三、分析疼痛部位辨证归经

区分阳明头痛、少阳头痛、太阳头痛、厥阴头痛。

阳明头痛：疼痛位于前额、眉棱、鼻根部，又称前额痛、正头痛。

少阳头痛：疼痛位于头侧部，常为单侧，又称侧头痛。

太阳头痛：疼痛位于后枕部，常连及颈项，也称后枕痛、后头痛。

厥阴头痛：疼痛位于巅顶部，常连及目系，也称巅顶痛、头顶痛。

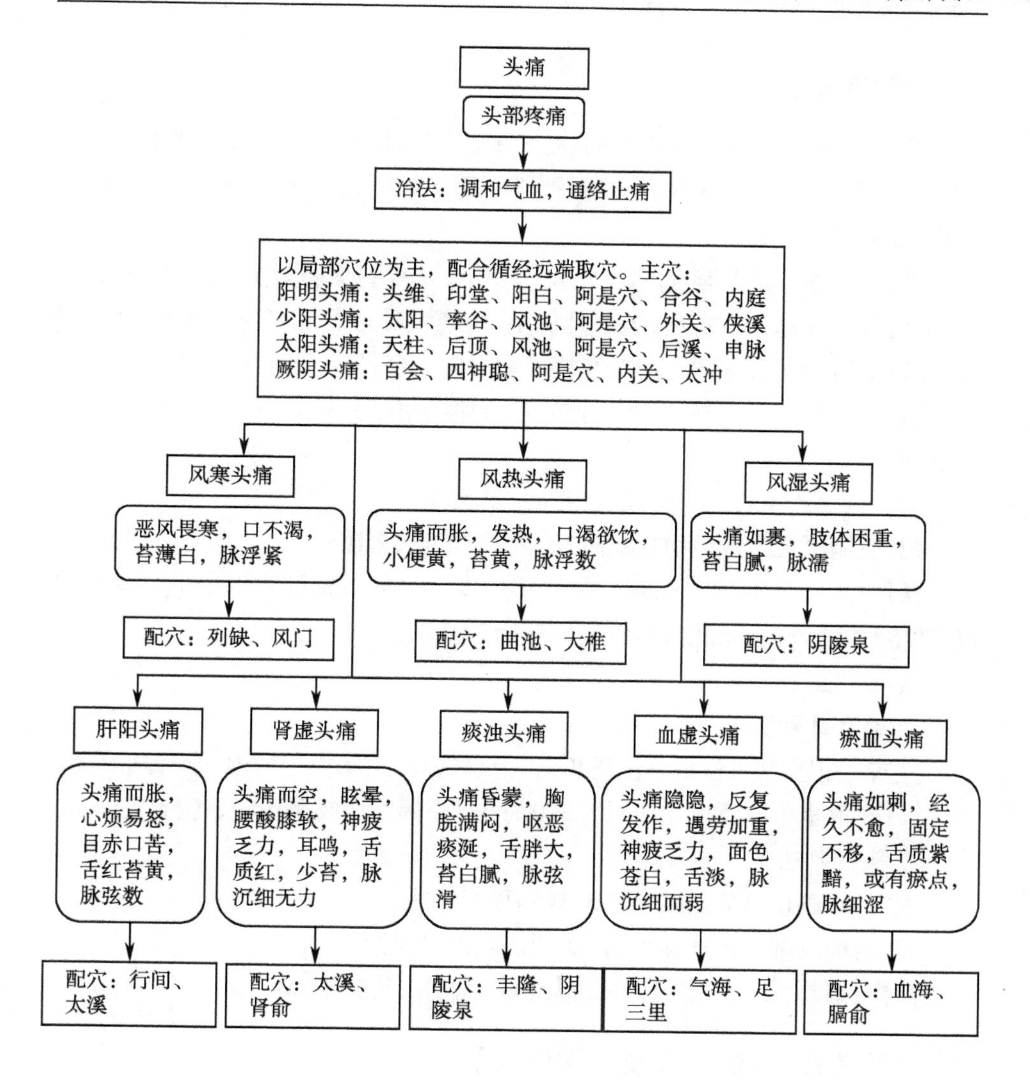

【病例思维程序示范】

王某，女，就诊日期：2014年7月。患者8年前出现头痛，每次头痛发作都是以打呵欠、对光敏感以及情绪低落开始，之后逐渐发生颈部疼痛并蔓延至枕区及右侧眶后部位疼痛，疼痛发作时患者有1~2h失能，严重时恶心呕吐，并且伴有对光和声敏感，疼痛严重时不能触碰。平均每月发作5次左右，近3月来加重，发作次数较前增多，且夜间严重，月经前易发，情绪波动易发，平素急躁易怒，纳食一般，尿赤，大便干结，夜寐差，舌红，苔黄，脉弦数。

辅助检查：头颅MRI及TCD无明显异常。

辨证思维程序：

第一步：辨病。根据此患者每次头痛发作时对光和声敏感，或严重时恶心呕吐，平均每月发作5次左右，疼痛严重时不能触碰，以右侧头痛为主，月经前易发，故考虑为偏头痛。

第二步：根据此患者头痛反复发作8年，以右侧头痛为主，严重时恶心呕吐，平均每月发作5次左右，近3月加重，情绪波动易发，夜寐差，纳食一般，尿赤，大便干结，舌红，苔黄，脉弦数，故考虑少阳头痛，属肝阳上亢之证。

第三步：治疗。因辨为肝阳上亢证，治拟平肝潜阳，通络止痛。针灸穴方如下：

主穴：百会、攒竹、率谷、风池、行间、足临泣；

配穴：颔厌透悬颅、丝竹空、列缺、内关、丰隆、太溪；

操作：发作期治疗应以获得强针感为度。得气后选取主穴中的2~4个穴位，加电针，疏密波，余腧穴留针期间应行针2次。

其他疗法

1. 透穴针刺法

主穴：太阳透率谷、头临泣透正营、上星透百会、脑空透风池、合谷透后溪。

操作：取坐位。透刺均进针1.5~2寸，行小幅度快频率捻转，各行针1min。

2. 头针刺法

主穴：对侧顶颞后斜线下2/5、双侧顶旁2线。

配穴：额颞部痛配同侧率谷；头顶痛配同侧风池。

操作：平刺，小幅度快频率捻转，200次/min，行针2min。

【常用针灸处方、经验穴及操作要点】

1. 陆瘦燕处方　取穴：风池、风府、大椎、肩贞穴。

2. 梁繁荣教授偏头痛处方　每次4个穴位，主穴：风池、率谷；配穴：根据头痛区域辨证取穴，包括外关、阳陵泉、昆仑、后溪、合谷、内庭、太冲、丘墟。

3. 王麟鹏教授偏头痛处方　主穴：百会、神庭、本神、率谷、风池；配穴：少阳头痛加外关、阳陵泉，阳明头痛加合谷、内庭，太阳头痛加昆仑、后溪，厥阴头痛加太冲、丘墟，恶心呕吐加内关，烦躁易怒加太冲。

4. 慢性紧张性头痛处方　取穴：上脘、中脘、下脘、天枢、气海、内关、足三里。

5. 中国针灸学会2014年更新发布的《循证针灸临床实践指南：偏头痛》对针灸治疗偏头痛为强推荐（A级）　发作期以少阳经穴为主，兼顾脏腑辨证，针刺采用强刺激结合电针治疗；对于中、重度偏头痛，推荐应该透刺结合电针治疗。

第二节　面　　痛

【概述】

面痛（facial pain）通常指以眼、面颊部出现闪电样、刀割样、针刺样、烧灼样抽掣疼痛为主症的疾病。本病属西医学原发性三叉神经痛。

【主要病因病机】

面痛病因多与外感邪气、情志不调、外伤等因素有关。风寒之邪侵袭面部阳明、太阳经脉，寒凝经脉，气血痹阻；或因风热毒邪，侵袭面部，经脉气血壅滞不畅；外伤或情志不调，或久病成瘀，气血瘀滞，导致面部经络气血痹阻，经脉不通。

【辨证注意点】

1. 诊断要点

（1）症状：疼痛发作常无预兆，多为骤然发生的闪电式、短暂而剧烈的疼痛。常见诱发因素有咀嚼、呵欠、饮水、刷牙、洗脸、剃须、咳嗽、喷嚏、微风拂面等。约50%的患者，在颜面部有局限性皮肤敏感区，轻微触动可引起发作，称为“扳机点”或“触发点”。疼痛程度的判定方法：VAS量表。

（2）体征：发作前有先兆，常出现突然紧张、恐惧、双面凝视、双手托腮等动作或不敢说话；发作初期颜面部皮肤苍白，继之红润，结膜充血，流泪，流涎；患病日久，发作时手掌长期搓揉面部，可能导致患侧颜面部皮肤擦伤，使皮肤异常粗糙增厚，呈苔藓样；疼痛发作严重者常伴有患者颜面部肌肉呈反射性抽搐，口角牵拉向一侧，表现为“痛性抽搐”。

2. 鉴别诊断　须与偏头痛、颞颌关节炎、三叉神经炎相鉴别。

偏头痛疼痛部位超出三叉神经范围，发作前可有先兆，如视力模糊、暗点等，可伴呕吐。疼痛为持续性，时间长，往往半日至1~2日。

颞颌关节炎，疼痛局限于颞颌关节腔，呈持续性，关节部位有压痛，关节运动障碍，疼痛与下颌动作关系密切，可行 CT 及专科检查协助诊断。

三叉神经炎，发病病程短，疼痛呈持续性，三叉神经分布区感觉过敏或减退，可伴有运动障碍。

3. 辨证要点　病位分清足太阳经、手足阳明及手太阳经。病因分清证型，风热袭表、风寒袭表、胃火上攻、气滞血瘀、风痰阻络、气血亏虚。

【辨证思路】

一、抓主症以辨病

临床表现纷繁，以“面部疼痛”为主诉即可诊断面痛，但仅表现为眉弓部疼痛则诊断为眉棱骨痛。

二、分析病位、证候特点以辨经、辨证

根据病位可分足太阳经证（眼支），手足阳明及手太阳经证（上颌支及下颌支）。根据证候可分风热袭表、风寒袭表、胃火上攻、气滞血瘀、风痰阻络、气血亏虚。

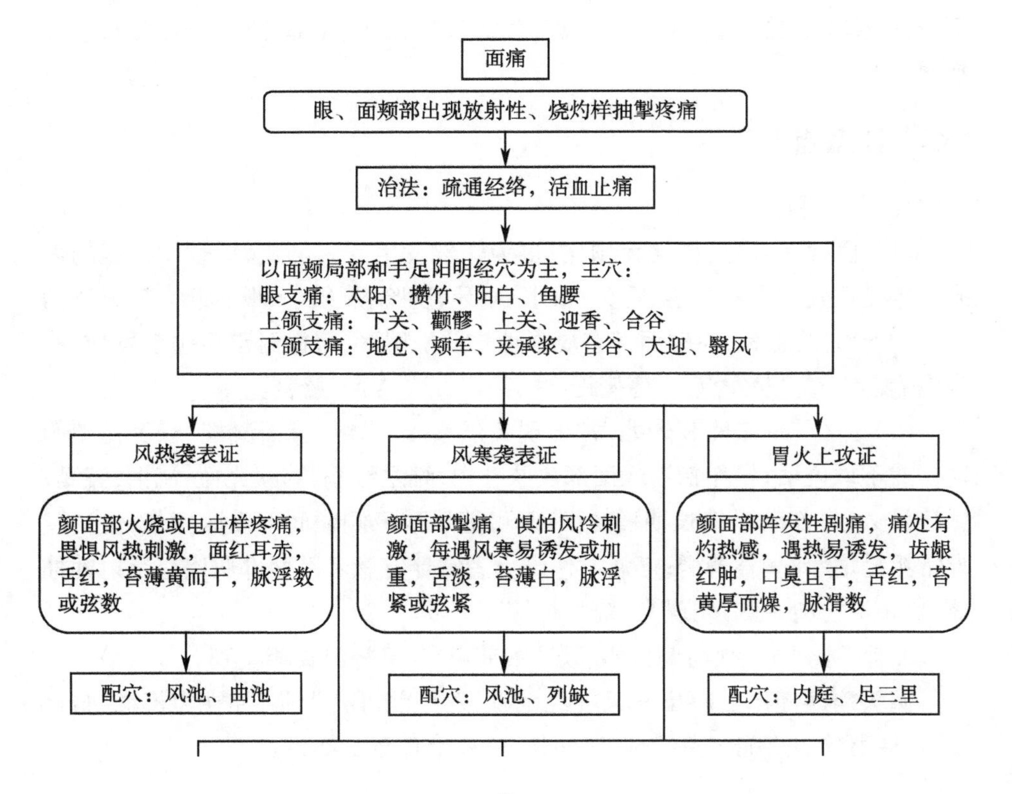

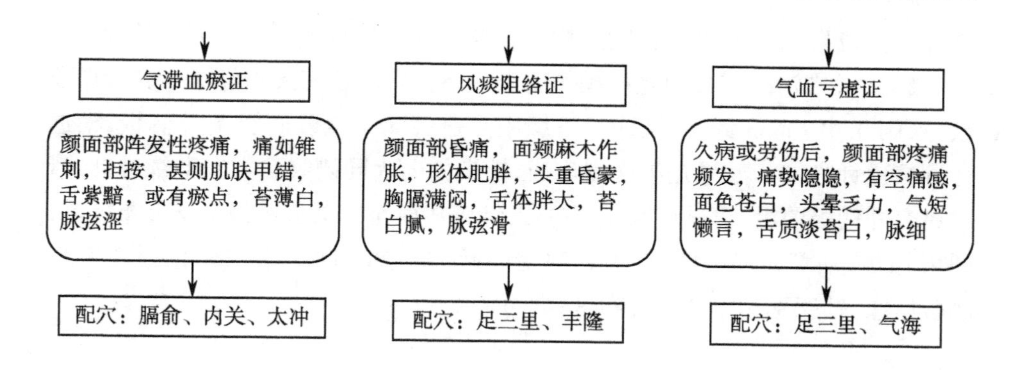

【病例思维程序示范】

郭某，男，42岁，干部。就诊时间：1963年10月16日，早年曾患面痛，经七星针治疗后得愈，近来工作劳累过度，以致复发。右上颌、下颌部每于午后傍晚疼痛发作，以鼻孔旁侧为最，平时稍触动病处，或坐车稍有颠簸则痛。四白穴处为扳机点。舌紫黯，有瘀点，苔薄白，脉弦涩。

辨证思维程序：

第一步：区分面痛与眉棱骨痛。根据此患者早年曾患面痛，右上颌、下颌部每于午后傍晚疼痛发作，且四白穴处为扳机点，可考虑MRI检查进一步确诊。

第二步：根据此患者右上颌、下颌部每于午后傍晚疼痛发作，以鼻孔旁侧为最，平时稍触动病处，或坐车稍有颠簸则痛。四白穴处为扳机点。舌紫黯，有瘀点，苔薄白，脉弦涩，故考虑上颌支及下颌支同时发病（手足阳明及手太阳经证），属气滞血瘀之证。

第三步：治疗。因辨为上颌支及下颌支同时发病（手、足阳明及手太阳经证），气滞血瘀证，治拟疏通经络，活血止痛。针灸穴方如下：

主穴：下关、颧髎、上关、迎香、合谷、地仓、颊车、夹承浆、翳风；

配穴：膈俞、内关、太冲；

操作：毫针刺，面部诸穴可透刺，但刺激强度不宜过大。疼痛明显者可结合电针。气滞血瘀证者，地仓、颊车可行刺络拔罐法（闪罐）。扳机点处也可采用揿针治疗。

【常用针灸处方、经验穴及操作要点】

1. 陆瘦燕针灸治疗三叉神经痛处方　取穴：太阳右、迎香右、翳风右、颊车右、合谷$_{左}$、阴陵泉$_{双}$、足三里$_{双}$、行间$_{双}$、中脘。操作：提插、捻转手法。间日治疗。

2. 下关穴治疗三叉神经痛操作要点　下关穴治疗三叉神经2、3支操作要点：采用3寸75mm针灸针，颧弓下缘中点进针4cm至蝶骨翼突外侧板，稍退针调整进针方向。如果是第2支疼痛，针尖方向为同侧瞳孔方向继续进针，滑过翼突外侧板前沿，再进针0.5cm左右，针感放射至三叉神经第2支分布区域，即可；如果是第3支疼痛，针尖方向为向后15°~20°、向上5°~15°滑过翼突外侧板后缘，针感到达第3支分布区，即可。

第三节　颈　椎　病

【概述】

颈椎病是指由于颈部骨骼、软骨、韧带的退行性变累及周围的脊髓、神经根、血管及软组织，而引起的一组综合征。属中医学“项痹”“眩晕”等范畴。

【主要病因病机】

本病发生与伏案久坐、跌仆损伤、外伤侵袭或年迈体弱、肝肾不足等相关。病位在颈项筋骨肌肉，与督脉、手足太阳经、手足少阳经关系密切。基本病机为筋骨受损，经络气血阻滞不通。

【辨证注意点】

1. 明确诊断　必须同时具备下列条件方可确立颈椎病的诊断：

（1）具有颈椎病的临床表现；

（2）影像学检查显示颈椎椎间盘或椎间关节有退行性改变；

（3）有相应的影像学依据，即影像学所见能够解释临床表现。

2. 鉴别诊断　颈椎病由于病理改变的部位和程度不同，被累及的组织各异而产生不同的临床症状，通常将其分为颈型、神经根型、脊髓型、椎动脉型、交感型及混合型六种类型，需鉴别诊断。

3. 辨证　根据兼症，可分为风寒痹阻型、劳伤瘀阻型、肝肾亏虚型。

【辨证思路】

一、辨证

风寒痹阻型：颈项、肩臂疼痛，放射到前臂，手指麻木，疼痛与气候有关，遇寒痛增，得温痛减，苔薄白，脉弦紧。

劳伤瘀阻型：多有外伤史或久坐垂首等职业颈部过劳史，颈部僵痛，劳累后加重，舌紫、瘀点，脉涩者。

肝肾亏虚型：颈部酸痛同时伴有头晕目花，耳鸣耳聋，腰膝酸软，遗精遗尿，舌红少苔，脉细数。

二、治疗选穴

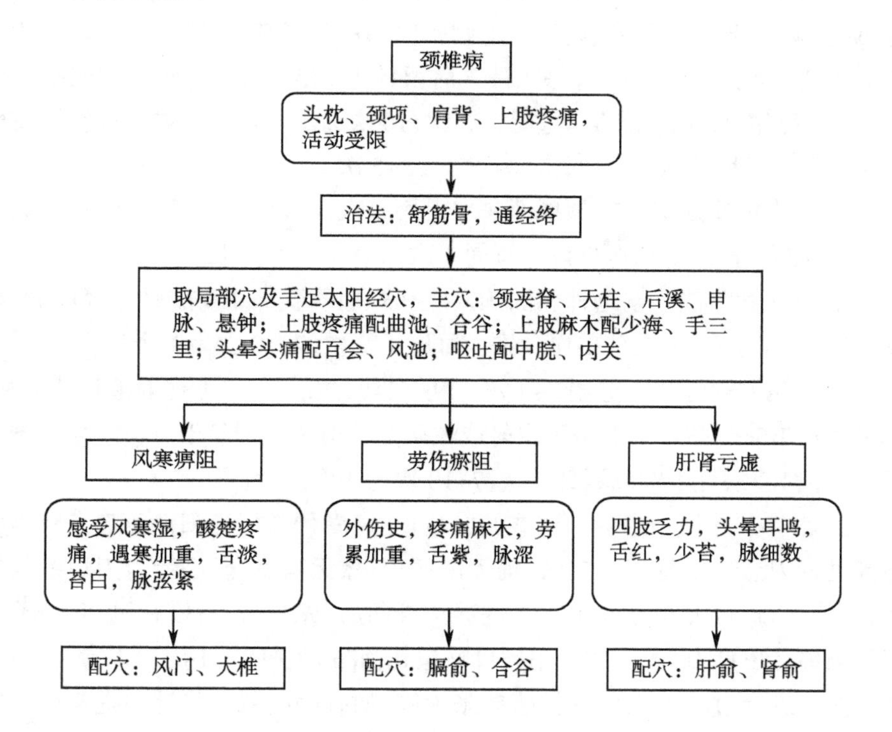

【病例思维程序示范】

胡某，男，55岁，工程师，颈项反复疼痛4年余，加重1周，伴右上肢麻木疼痛。查体：C5~7夹脊穴压痛、放射痛，压顶试验（+），臂丛神经牵拉试验右（+）。X线片示：颈椎生理曲度变直，C5/6椎间隙变窄。C4~7骨质增生。

第一步：患者反复颈项疼痛伴右上肢麻木，故诊断为神经根型颈椎病。

第二步：辨证型。患者职业所致，长期伏案工作，筋骨劳损，风寒痹阻与劳伤瘀阻并见。

第三步：治疗。相应病变颈椎夹脊穴、风池、大椎、阿是、曲池、手三里、合谷。1 周 2 次，10 次为 1 个疗程。

【常用针灸处方、经验穴及操作要点】

1. 灸法　取相应病变颈椎夹脊穴、大椎、天柱、肩中俞、肩井。适用于寒证、虚寒证。每次选 3~5 穴，用艾条做温和灸，每穴 5~7min；亦可用大艾炷施无瘢痕灸，每穴 3~5 壮。每日或隔 1~2 日 1 次，10 次为 1 个疗程。

2. 耳针疗法　取穴：颈椎、神门、皮质下、肝、肾。肩臂痛加锁骨、肩、肘；头痛加枕、额；眩晕耳鸣加枕、内耳。患侧所选耳穴上严格消毒后，在敏感点以 30 号 1 寸毫针刺入 0.2~0.3 寸，每穴得气后留针 10~15min，留针过程中间歇行针 2~3 次，适当配合颈部活动。每周 2~3 次，10 次为 1 个疗程。或以揿针型皮内针或王不留行籽贴压耳穴，每穴每日按压 3~5 次。

3. 刺络拔罐疗法　在颈项部穴位上用一次性采血针点刺 1~2 点，再拔火罐 5min 左右，使局部出血少许。每周 1 次，3 次为 1 个疗程。

4. 皮肤针疗法　按毫针刺法选穴或在颈项病变部用皮肤针循经叩刺，再拔火罐 5min 左右，使局部出血少许。每周 1~2 次，7~10 次为 1 个疗程。

5. 穴位注射疗法　选用 3~4 穴。复方当归注射液、丹七注射液任选 1 种，每次每穴 1.5ml；亦可用甲钴胺注射液在病变颈椎旁或神经干进行注射。维生素 B_{12} 注射液每日 1 次或隔日 1 次，7~10 次为 1 个疗程。

6. 小针刀疗法　患者坐位或俯卧位，在患者颈部标记阳性压痛点及索状物等进针刀点。常规消毒皮肤，铺无菌洞巾，戴无菌手套，小针刀刀口线与神经、血管平行，针刀与骨面垂直。进针至骨面后，先纵行、后横行剥离，结节者切开剥离后出针刀，术后伤口用创可贴包扎，48h 后去除。1 周后未愈者，可再做 1 次。进针过程中以患者针感酸胀为好，如有触电感应将针刀提起或调转方向。进针刀勿过深，不可滑过横突骨面下，以免损伤神经和血管。

第四节　漏　肩　风

【概述】

漏肩风是以肩部持续疼痛及活动受限为主症的疾病。又称“肩凝症”“冻结肩”等。西医学的“肩关节周围炎”，包括肩周滑囊病变、盂肱关节腔病变、肌腱及腱鞘退行性变分类下的肱二头肌长头肌腱炎及腱鞘炎、肩峰下滑囊炎疾病，可参照本节辨证施治。

【主要病因病机】

中医学认为本病的发生与体虚、劳损、风寒侵袭肩部等因素有关。肩部感受风寒，阻痹气血；或劳作过度、外伤，损及筋脉，气滞血瘀；或年老气血不足、筋脉失养，皆可使肩部脉络气血不利，不通则痛。

【辨证注意点】

1. 明确诊断　本病主症肩部疼痛、酸重，呈静止痛，有时可向颈部和整个上肢放射，常因感受风寒、天气变化及劳累而诱发或加重，日轻夜重，肩前、后及外侧均有压痛；主动和被动外展、后伸、上举等功能受限。病变早期以肩部疼痛为主，后期以肩关节活动受限为主。病情迁延日久，可出现肩部肌肉萎缩。

2. 鉴别诊断　本病应与颈源性肩痛、肩袖损伤、肩峰下撞击综合征、肩关节脱位、肱二头肌长头肌腱炎等疾病作鉴别诊断，影像学检查如CT、MRI有助于鉴别诊断。

3. 抓住本病特点，明确辨病与辨经。

【辨证思路】

一、辨病

本病分为急性期、慢性期和功能康复期。X线片、CT及MRI对诊断有意义。

二、辨经

1. 手阳明经证　大肠经“上肩，出髃骨之前廉”，其病“肩前臑痛”，本经病以肩前部疼痛为主且压痛明显。

2. 手少阳经证　三焦经“上肩”，其病“臂外皆痛”，本经病以肩外侧疼痛为主且压痛明显。

3. 手太阳经证　小肠经“出肩解，绕肩胛，交肩上”，其病“肩似拔”，本经病以肩后部疼痛为主且压痛明显。

4. 手太阴经证　肺经“从肺系横出腋下”，其病“气盛有余则肩背痛，气虚则肩背痛寒”，本经病以肩前近腋部疼痛为主且压痛明显。

三、辨经论治

本病病位在肩部筋肉，与手三阳经、手太阴经关系密切。以肩前区疼痛为主，后伸疼痛加剧，为手阳明经证；以肩外侧疼痛为主，外展疼痛加剧，为手少阳经证；以肩后侧疼痛为主，肩内收时疼痛加剧，为手太阳经证；以肩前近腋部疼痛为主且压痛明显，为手太阴经证。

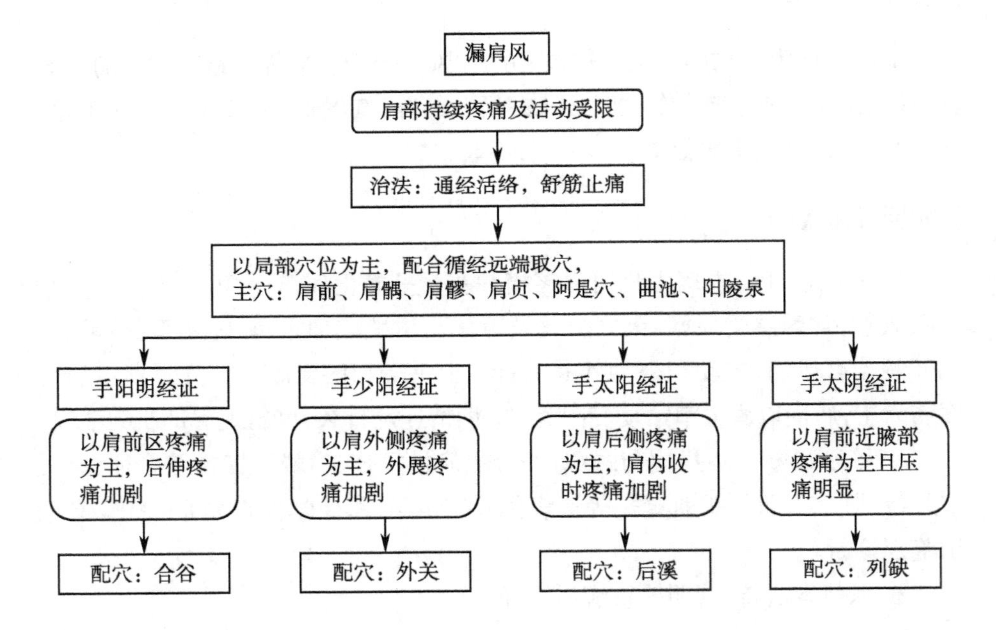

【病例思维程序示范】

张某，男，55岁，司机。主诉：右肩部疼痛3月余。患者于3个月前出现右肩部疼痛，活动不利，以肩后侧为主，肩内收疼痛尤甚，遇热痛减，遇寒及阴雨疼痛加重，夜间加重。

辨证思维程序：

第一步：辨病。根据患者患病部位为右肩部，右肩关节活动不利，检查患者右肩后侧有压痛，肩外展、内收受限，梳头试验及搭肩试验均阳性，无颈部症状及上肢放射痛，可以初步诊断为漏肩风，并应与颈源性颈椎病、肩袖损伤相鉴别。

第二步：辨经。患者疼痛以肩后侧为主，肩内收疼痛尤甚，肩外展、内收受限，故属手太阳经。

第三步：治疗。针灸取穴：肩前、肩髃、肩髎、肩贞、阿是穴、曲池、阳陵泉、后溪。先刺远端穴，行针后鼓励患者运动肩关节；肩部穴位要求有强烈的针感，可加灸法、电针治疗。

第四步：嘱患者平日进行适当的肩部功能练习，注意肩部保暖，避免风寒侵袭。

【常用针灸处方、经验穴、操作要点及典型医案】

1. 火针法　常规消毒后，将火针置酒精灯上烧红，迅速点刺阿是穴 2~3 次，出针后用干棉球轻轻揉按针眼。疼痛剧烈可每日治疗 1 次，慢性疼痛可 3~5 日治疗 1 次。

2. 刺络拔罐法　皮肤针叩刺肩部疼痛部位使少量出血，加拔罐。

3. 穴位注射法　用利多卡因，或维生素 B_{12} 注射液，或当归注射液，每穴注射 1ml，隔日 1 次。

4. 针刀疗法　选用 4 号针刀在各穴位点刺，常规针刀松解，每周 1 次。

5. 陆氏针灸典型医案一

韩某，女，66 岁，退休工人。初诊（1975 年 12 月 20 日）颈臂疼痛 4 日。自 1972 年 6 月第 1 次发作肩臂痛后，1974 年 5 月、8 月都曾复发，均经针刺、服药后好转。此次在半个月前因受寒、劳累，右肩臂痛再次发作，疼痛剧烈，自颈部沿右肩、臂、肘部放射，如撕如裂，不能举臂，服中药 10 多剂，痛势未减，前来针灸。诊得精神委顿，胃纳不馨，脉滑苔腻。经络压诊：自颈背部沿小肠经至肩胛下，臂肘外后侧有压痛。此寒邪入络，阻遏经气，血脉凝涩，不通而痛。治拟通经活血，和营止痛。

处方：先针金门$_{右}$，昆仑$_{右}$，跗阳$_{右}$，后刺右夹脊（C5~T2）。

手法：平针法，得气后留针 15min。

二诊（1975 年 12 月 22 日）针治后，右上肢疼痛逐步减轻，至 12 月 23 日 8 时许又现疼痛，胃纳不馨。再从上方，针药并用。

处方：先针金门$_{右}$，昆仑$_{右}$，跗阳$_{右}$，后刺右夹脊（C5~T2）。手法同前。

中药：川桂枝 6g，红花 2g，当归 9g，炒苍术 9g，延胡索 9g，寻骨风 12g，鬼箭羽 9g，地龙 12g，陈皮 6g，乳香 2g，没药 2g，焦谷芽 2g，麦芽 9g。5 剂。

三诊（1975 年 12 月 24 日）右肩臂疼痛明显减轻，已能抬举，但颈背部尚感筋脉牵掣。再守上治。

处方：先针金门右，昆仑右，跗阳右，后刺右夹脊（C5~T2）。手法同前。

五诊（1975 年 12 月 30 日）右肩臂疼痛基本消失，抬举灵活，颈背部仍感牵掣，胃纳尚可，脉滑尺弱，苔薄白。再守上方出入。

处方：右夹脊（C5~T2），天柱右，大杼右。手法同前。

中药：川桂枝 9g，杭白芍 9g，延胡索 9g，左秦艽 9g，威灵仙 15g，鸡血藤 30g，全当归 9g，葛根 9g，党参 9g，焦麦芽 9g。7 剂。

后又连续治疗 5 次，右肩臂疼痛完全消失，停止治疗。

6. 典型医案二

孙某，女，53 岁，退休。

初诊（2019 年 2 月 12 日）主诉：右肩疼痛半年余，加重 1 周。半年前无明显诱因下出现右肩前侧疼痛，活动轻微受限，无法提重物。1 周前受寒出现右肩前侧疼痛加重，无法后伸，遇寒加重，夜间尤甚。诊断为漏肩风，辨经为手阳明经证。

治疗：（右侧）肩髃、肩髎、肩贞、肩前。每穴选用 1.5 寸毫针进针，施提插捻转、平补平泻法，使患者局部有轻微胀麻为宜，然后同侧施以电针仪治疗 15min，连续波，频率调节至 1 挡（约 1Hz），强度以微见局部肌肉跳动，患者感觉舒适为宜，同时予 TDP 远红外灯照射腰背部。电针治疗结束后，于肩髃、肩髎两处予以维生素 B_{12} 注射液穴位注射，每穴 0.5ml。隔日治疗一次。

1 月后患者自觉右肩疼痛减轻，后伸活动正常。

第五节　肘　劳

【概述】

肘劳是由于长期慢性劳损使肘关节部位疼痛并有明显压痛，甚或微肿胀者，属中医“伤筋”范畴。本病相当于西医学的肱骨外上髁炎（俗称网球肘）、肱骨内上髁炎（俗称高尔夫肘）或尺骨鹰嘴炎等。

【主要病因病机】

中医学认为本病病因主要为慢性劳损，前臂在反复做拧、拉、旋转等动作时，可使肘部的筋脉慢性损伤，迁延日久，气血阻滞，脉络不通，不通则痛。筋络受损是本病的主要病机。

【辨证注意点】

1. 明确诊断　在肱骨外上髁、肱桡关节或肱骨头前缘可找到局限而敏感的压痛点，前臂旋转和用力握拳时疼痛加剧，在腕关节背伸时手背加压可引起疼痛。分为以下 3 类：

（1）肱骨外上髁炎：多起病缓慢，肘关节外上方疼痛，向前臂和上臂放射，持物无力，抗阻力伸腕时疼痛加剧。肱骨外上髁指伸肌腱起点处局限性压痛，局部皮肤不红肿，无炎症，肘关节活动范围正常。前臂伸肌腱牵拉试验（Mill试验）阳性（屈肘，握拳，屈腕，然后前臂主动旋前同时伸肘，引起肘外侧疼痛）。X 线片通常正常，有时可见钙化阴影、肱骨外上髁粗糙、骨膜反应等。

（2）肱骨内上髁炎：肘关节外下方肱骨内上髁处疼痛、压痛明显。

（3）尺骨鹰嘴炎：肘外侧尺骨鹰嘴处疼痛、压痛明显，如果出现积液则为尺骨鹰嘴滑囊炎。

2. 鉴别诊断

（1）肱骨髁上髁间骨折：有直接或间接外伤史，症状表现为局部肿胀、压痛及功能障碍，查体肘部出现畸形、骨摩擦音等，X 线片可帮助诊断。

（2）肘关节脱位：有直接或间接外伤史，症状表现为肘关节肿痛，查体关节置于半屈曲状，伸屈活动受限。CT 及三维重建可获得准确信息。

3. 辨证与辨经筋相结合。

【辨证思路】

一、辨证

血瘀气滞证：肘关节部位疼痛并有明显压痛，甚或微肿胀者。脉弦，舌红边瘀点。

二、辨经筋证

在肘关节外上方，即肱骨外上髁指伸肌腱起点处及周围有局限性压痛，为手阳明经筋证；在肘关节外下方，即肱骨内上髁周围有明显的压痛点，为手太阳经筋证；在肘关节外部，即尺骨鹰嘴处有明显的压痛点，为手少阳经筋证。

三、治疗

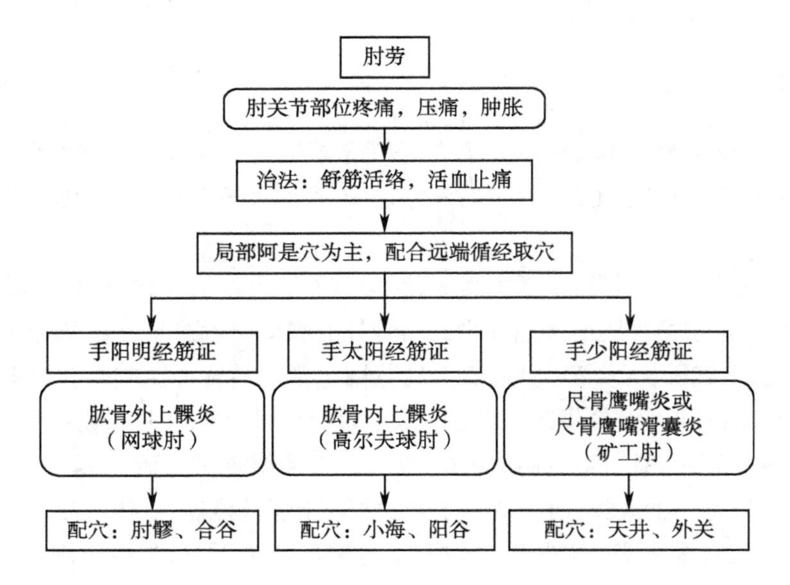

四、注意事项

针灸治疗肘劳有很好的临床疗效，可配合推拿、热敷、药物熏洗或敷贴疗法。疗效是否巩固与能否限制腕关节活动关系密切，对不能间断训练的运动员应适当减少运动量，应在伸肌上捆扎弹性保护带，以减少腱起点处的牵张应力。大部分患者预后良好，对于久治不愈、症状顽固者可建议施行手术。

【病例思维程序示范】

王某，女，48岁，2013年8月16日初诊。主诉：右肘关节疼痛2周，逐渐加重。2周前因干手工加工活后洗冷水澡，晨起发现右肘关节处疼痛，活动受限，疼痛渐重，自觉持物无力，拧毛巾、扫地等家务活时疼痛加剧，在家自行热敷及贴关节止疼膏效果不显。

第一步：患者的病证特点是右肘关节处疼痛，活动受限，持物无力，家务时疼痛加剧，可以初步诊断为“肘劳”。进一步查体：右肱骨外上髁处压痛明显，前臂伸肌群紧张试验阳性，未触及骨擦感，末梢血运、感觉良好。结合辅助检查结果，排除肱骨髁上髁间骨折，故诊断为肱骨外上髁炎。

第二步：辨经络。本病主要与手阳明大肠经筋、手太阳小肠经筋及手少阳三焦经筋有关。手阳明经筋“上结于肘外”，手太阳经筋“循臂内廉，结于肘内锐骨之后”；手少阳经筋“结于肘”。该患者右肱骨外上髁处压痛明显，按照部位而言，责之于手阳明经筋。辨证分析：患者右肘关节处疼痛，活动受限，持物无力，家务时疼痛加剧，故以实证为主，为血瘀气滞证。该患者兼有外感寒湿证，病因为干手工活后洗冷水澡，劳累汗出，营卫不固，寒湿侵袭肘部经络，使气血阻滞不畅，不通则痛，从而导致肘部疼痛，活动障碍。

第三步：针刺治疗。治法：舒筋活络，活血止痛。取穴：以局部选穴为主，配合远端循经取穴。主穴：阿是穴。配穴：肘髎、合谷、曲池。

针刺方法：在局部压痛点采用多向透刺、围刺或做多针齐刺，针刺应抵达腱止点及腱膜下间隙，电针的阳极应接此点（可很好地促进局部炎症的吸收）。围刺时，在痛点2cm范围内四周斜刺，针尖要向痛点方向并抵达痛点。得气后留针，局部可加温和灸或低频电针。此为手阳明经脉所过之处，阳明为多气多血之经，又“主润宗筋”，曲池为手阳明合穴，合谷为手阳明原穴，《胜玉歌》有“两手酸痛难执物，曲池合谷共肩髃”。取阿是穴作为局部取穴，配合曲池、肘髎、合谷能较好地疏通阳明经气，舒筋、活络、止痛。

【常用针灸处方、经验穴、操作要点及典型医案】

1. 部分患者比较敏感，针刺后可有局部疼痛短时间内加重的反应，可隔日1次，或针刺和艾灸交替进行。局部疼痛明显者，可用隔姜灸法或麦粒灸法。也可配合拔罐、刺络拔罐等治疗。

2. 典型医案一　周某，男性，34岁。患右侧肘劳（肱骨外上髁炎）3年余，曾经多次封闭治疗无效。现右上肢酸软无力，遇劳累或寒冷疼痛加重，诊见外上髁明显触按酸痛，脉紧，属筋骨虚劳证。

取24号1寸毫针，用95%酒精灯，将针烧至泛白色后在外上髁处行针刺法，按十字形疾入疾出，深约3~5分，共刺9针，每针针距2cm。术后嘱患者避免提重物。每3日治疗1次，4次而愈，随访1年未复发。

3. 典型医案二　王某，女，42岁，某大学体育教师，主教网球。2007年12月13日初诊。患者自诉：从事网球专业教学20余年，近几年来常感觉右臂肘部阵发疼痛，逐渐加重，近3日加重明显，晨起洗脸拧毛巾时，感觉右臂用不上力气，强行用力时疼痛明显加剧。查体：肘关节活动尚可，局部红肿不明显，在肘关节外侧、肱骨外上髁、肱桡关节和桡骨头前缘等处找到明显压痛点，腕关节背伸时疼痛加剧。诊断为肘劳（网球肘），肱骨外上髁炎。选穴以肘关节局部手阳明经腧穴为主，主选：曲池、肘髎、手三里。针刺后进行刺络拔罐法。患者治疗当天即感疼痛有所缓解，治疗3天后，疼痛明显减轻；治疗1周后，患者肘关节活动已基本恢复正常，但用力时仍感觉不适。坚持治疗 20 天，患者基本恢复正常。

第六节 腰 痛

【概述】

腰痛（lumbago）是以腰骶部急性或慢性疼痛为主要症状的一种病证。中医称为“腰脊痛”“腰痹”“肾着”等，西医学中的风湿性腰痛、腰肌劳损、脊柱病变之腰痛等可参照本节。

【主要病因病机】

腰痛的病因为内伤、外感和跌仆挫伤，基本病机为筋脉痹阻，腰府失养。内伤多责之禀赋不足，肾亏而腰府失养；外感多为风、寒、湿、热诸邪痹阻经脉，或劳力扭伤，气滞血瘀，经脉不通而致腰痛。

【辨证注意点】

1. 诊断要点 详尽的病史是腰痛诊断的关键，特别是有无外伤史，以及疼痛的发生、发展情况。

（1）症状：腰痛以腰部一侧或两侧反复疼痛为主要表现。患者腰背部第 12 肋以下至髂嵴连线以上区域疼痛或肌紧张，可伴或不伴有下肢疼痛，一般不超过膝关节。

（2）体征：注意患者行走的步态，腰部有无畸形，局部有无红、肿、热、痛，腰椎的活动度，其他检查（直腿抬高试验、直腿抬高加强试验、腰髂关节过伸试验等）。同时还应注意妇女盆腔疾病、男性前列腺疾病、肾脏疾病的相关体格检查。

（3）辅助检查：X 线片、CT、MRI 等有助于明确诊断。

2. 鉴别诊断 须与椎间盘疾病引起的腰痛及其他疾病引起的腰痛相鉴别。

3. 辨证要点 急性腰痛辨明病位以通络止痛为主；慢性腰痛根据主症辨明证型，攻补兼施。

【辨证思路】

一、辨明病因，明确何种疾患引起的腰痛

	急性腰扭伤	慢性腰肌劳损	椎间盘疾病引起的腰痛	类风湿、强直性脊柱炎引起的腰痛	内脏疾病引起的腰痛	脊椎肿瘤
发作特点	急性	慢性	慢性	慢性	慢性	慢性
活动度	活动受限	无影响	活动受限	晚期脊柱各方向活动均受限	无影响	活动受限
疼痛性质	疼痛剧烈脊柱两旁明显压痛	隐痛或酸痛为主；休息时减轻，劳累加重	腰部和下肢放射痛；咳嗽、喷嚏、腹压升高加重	腰背部疼痛；气候、季节变换，遇寒可加重，不因休息而减轻	腰背部疼痛；疼痛与运动、体位变换均无关	疼痛剧烈，夜间尤甚
伴随症状	无	无	可出现皮肤感觉障碍	其他关节肢体疼痛	内脏疾病相关症状	原发肿瘤相关症状
实验室检查	无明显异常	无明显异常	无明显异常	类风湿因子，抗“O”等风湿指标异常	与原发病相关指标异常	贫血，红细胞沉降率异常
影像学检查	可见生理曲度前凸消失或肌性侧弯	脊椎无异常	可见椎间隙变窄、椎间盘突出	骶髂关节和小关节突间隙模糊，后期脊柱可呈竹节状改变	脊椎无异常	可见椎体骨质破坏或硬化

二、急性腰痛以辨经络治疗，选取远端穴位与阿是穴治疗为主

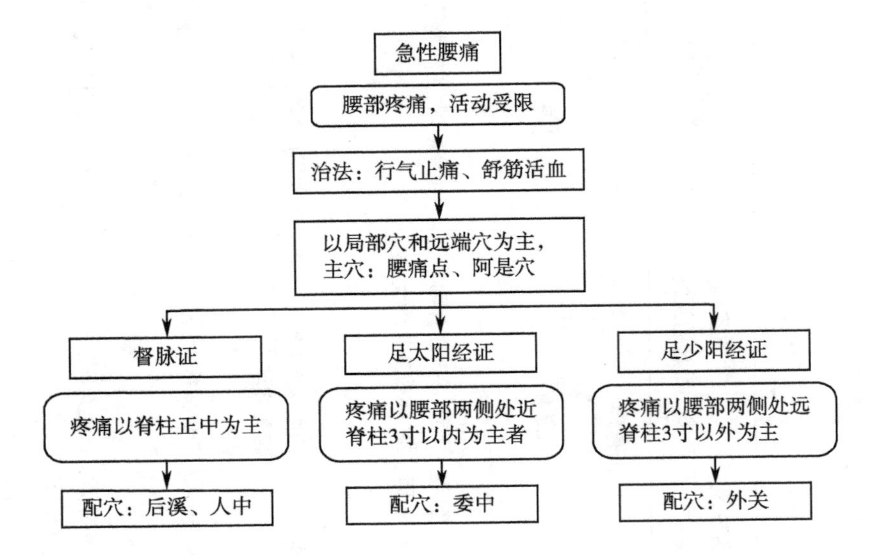

三、慢性腰痛以辨证论治为主

根据病位可分督脉病证与足太阳经证。

临床表现以"痛"为主，注意观察疼痛的性质、程度、部位、加重或缓解的因素以区分"不通则痛"与"不荣则痛"。

根据证候可分寒湿腰痛、瘀血腰痛、肾虚腰痛。

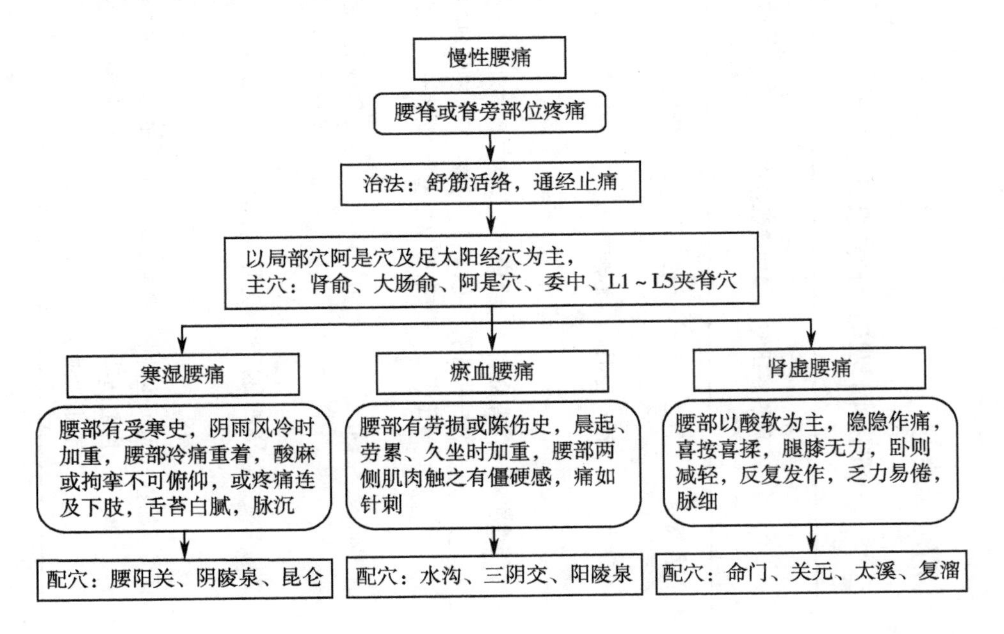

【病例思维程序示范】

彭某，男，41岁，军人。就诊日期：2009年4月。患者腰部疼痛反复发作4年余，偶伴右下肢麻木，活动后加重，有“腰椎间盘突出”病史4年余，未见报告，曾在当地医院诊治，未见明显好转。3天前劳动过程中突然觉得腰部两侧肌肉疼痛剧烈，并向下沿臀部、大小腿放射至足趾端，痛如针刺，痛处固定不移，弯腰行走困难。

查体：L4、L5棘突压痛明显，局部腰肌紧张，触之有僵硬感，右侧膝反射亢进、直腿抬高试验阳性。舌黯，有瘀点，脉细涩。

辨证思维程序：

第一步：抓主症。区分急性腰痛与慢性腰痛。根据此患者腰部疼痛反复发作4年余，偶伴右下肢麻木，活动后加重，有“腰椎间盘突出”病史4年余；3天前劳动过程中突然觉得腰部两侧肌肉疼痛剧烈，并向下放射，故考虑为慢性腰痛急性发作。

第二步：根据此患者腰部疼痛反复发作4年余，偶伴右下肢麻木，活动后加重；3天前劳动过程中突然觉得腰部两侧肌肉疼痛剧烈，痛如针刺，痛处固定不移，弯腰行走困难，直腿抬高试验阳性。舌黯，有瘀点，脉细涩，故考虑为慢性腰痛，属瘀血之证。

第三步：可做哪些相关检查。根据患者的症情可做必要的检查：如腰椎CT、MRI等。

第四步：治疗。因辨为瘀血腰痛，治拟舒筋活络，祛瘀止痛。针灸穴方如下：

主穴：肾俞、大肠俞、阿是穴、委中、L4~L5夹脊穴；

配穴：水沟、三阴交、阳陵泉；

操作：毫针刺，可结合电针，瘀血腰痛局部阿是穴及腰部腧穴加刺络拔罐，委中点刺出血。

【常用针灸处方、经验穴及操作要点】

1. 陆瘦燕针灸治疗腰痛处方　处方：腰夹脊、委中、合谷；操作：捻转补泻，加温针、拔罐。

2. 运动针法　急性腰痛和慢性腰痛急性发作，可针刺后溪，或委中，配合运动针法。针刺得气后，嘱患者前俯、后仰、左右转侧、弯腰下蹲、踏步走动、挺腰、旋腰等，活动范围由小到大。

3. 小针刀 腰部软组织（如肌肉、韧带、关节囊等）局部粘连为主要病理改变、对手术耐受力较强的中青年患者，可采用针刀治疗。

【临床研究进展】

1979年，世界卫生组织向全世界推荐了43种针刺适宜病种，其中涵盖了腰痛一项。1997年，美国国立卫生研究院（NIH）召开针灸听证会，各界专家达成共识，针刺在腰痛的治疗中可以作为辅助或者替代疗法。

对于针刺治疗腰痛的系统评价显示针刺可以明显改善急慢性腰痛患者的疼痛强度。

2007年美国内科医师学会和美国疼痛学会的联合临床指南对于腰痛的诊断和治疗就推荐针刺治疗（中等推荐）。2017年美国内科医师学会的急性、亚急性和慢性腰痛的非介入性治疗临床实践指南强推荐针刺治疗腰痛。

第七节 坐骨神经痛

【概述】

坐骨神经痛（sciatica）是指单侧坐骨神经分布区域（大腿后外侧）出现刺痛或灼烧感，常放射至足部外侧，同时多伴有分布区域麻木、触觉异常。中医学称本病为“坐臀风”“腰腿痛”等。

【主要病因病机】

坐骨神经痛多因腰部闪挫、劳损、外伤等原因，损伤筋脉，导致气血瘀滞，不通则痛。久居湿地，或涉水冒雨，汗出当风等风寒湿邪入侵，痹阻腰腿部；或湿热邪气浸淫，或湿浊郁久化热，或机体内蕴湿热，流注膀胱经者，均可导致腰腿痛。

【辨证注意点】

1. 诊断要点 发病前可能有感染、受凉、外伤史。

（1）症状：沿坐骨神经分布区域典型的放射痛，多为单侧。疼痛部位位于腰部、臀部，并向股后、小腿后外侧、足外侧放射，呈持续性钝痛，发作性加剧，呈刀割或灼烧感，多于夜间加重。

（2）体征：沿坐骨神经通路可找到压痛点。受累神经所支配区域感觉异常，早期多为皮肤过敏，渐而出现麻木、刺痛及感觉减退；所支配肌肉可出现肌力降低、肌萎缩、膝腱反射减弱、跟腱反射减弱或消失。

2. 鉴别诊断　须鉴别原发性、继发性坐骨神经痛及根性、干性坐骨神经痛。必要时采取影像学检查。

3. 辨证要点　辨明经络，分清足太阳经、足少阳经。证候分清寒湿、血瘀、气血不足。

【辨证思路】

一、抓主症以辨病

腰骶或臀部疼痛，并向下沿坐骨神经通路（股后、小腿后外侧、足背外侧、足底）放射，疼痛为钝痛、刺痛、灼痛，呈持续性，阵发性加重。弯腰、行走、久坐、下肢伸直、咳嗽和打喷嚏时疼痛加剧，为坐骨神经痛。

二、影像学检查明确病因

坐骨神经解剖特点：腰丛由第 12 胸神经前支一部，第 1~3 腰神经前支全部及第 4 腰神经前支一部组成，而第 4 腰神经前支余部及第 5 腰神经前支组成腰骶干；由腰骶干、全部骶神经前支及尾神经前支组成骶丛。根据坐骨神经的解剖特点，若腰 4 椎体水平以下椎管内外组织发生病变，及坐骨神经走行区域组织及其本身发生病变，均可引起不同程度坐骨神经疼痛。

1. 腰椎间盘突出　髓核不同程度脱入椎管内，并压迫硬膜囊或脊神经。

2. 梨状肌综合征　患侧梨状肌不同程度肥大（与对侧比较）。

3. 腰椎结核　椎体骨质虫蛀样破坏，并形成双侧椎旁脓肿。

4. 脊椎转移瘤　病灶位于椎管内，有占位效应，骨质不同程度破坏。

三、区分根性坐骨神经痛与干性坐骨神经痛

	根性坐骨神经痛	干性坐骨神经痛
发病特点	急性、亚急性	慢性
疼痛部位	自腰部向一侧臀部、大腿后侧、小腿后外侧至足背外侧	臀部以下沿坐骨神经分布区
疼痛性质	电击样、刀割样、烧灼样持续痛	放射性疼痛
有无腰痛	有	无
腹压增加时疼痛变化	加重	无影响

四、分析病位、证候特点以辨经、辨证

根据病位可分足太阳经证，足太阳、少阳经证。根据证候可分寒湿、血瘀、气血不足。

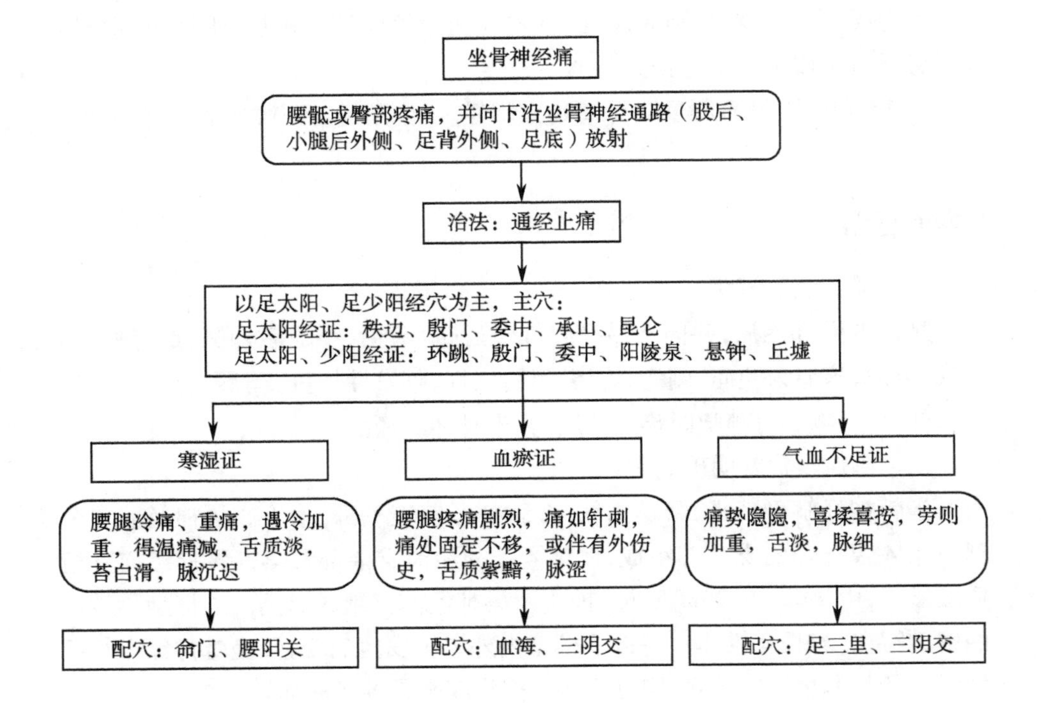

【病例思维程序示范】

王某，男，47 岁，建筑工人。就诊日期：1998 年 1 月 12 日。患者 1 年前因劳累过度，且住所潮湿阴冷，出现左下肢放射性疼痛，咳嗽、伸腿时疼痛加重。曾服用中药、西药及推拿治疗，症状减轻。5 天前因工作环境寒湿，左下肢疼痛加剧，白天不能活动，夜间无法入眠，疼痛难忍。

查体：左下肢疼痛自臀部沿下肢外侧向小腿放射；腰部无明显压痛；环跳、委中、阳陵泉、昆仑穴多处压痛；直腿抬高试验约 30°，左膝反射、跟腱反射减弱。舌淡苔薄白，脉濡。

辨证思维程序：

第一步：区分根性坐骨神经痛与干性坐骨神经痛。根据此患者左下肢放射性疼痛，咳嗽、伸腿时疼痛加重，查体：环跳、委中、阳陵泉、昆仑穴多处压痛；

直腿抬高试验约30°，左膝反射、跟腱反射减弱，故考虑为根性坐骨神经痛。

第二步：根据此患者1年前因劳累过度，且住所潮湿阴冷，出现左下肢放射性疼痛，咳嗽、伸腿时疼痛加重；5天前因工作环境寒湿，左下肢疼痛加剧，疼痛自臀部沿下肢外侧向小腿放射，且环跳、委中、阳陵泉、昆仑穴多处压痛，舌淡苔薄白，脉濡，故考虑足太阳、少阳经证（足阳经太少合病），属寒湿之证。

第三步：可做哪些相关检查。根据患者的症情可做些相关检查，如腰椎X线片、肌电图、CT等。

第四步：治疗。因辨为足太阳、少阳经证（足阳经太少合病）；寒湿证，治拟祛寒除湿，通络止痛。针灸穴方如下：

主穴：环跳、殷门、委中、阳陵泉、悬钟、丘墟；

配穴：命门、腰阳关；

操作：毫针刺，泻法为主，以出现沿臀腿部足太阳经、足少阳经向下放射感为佳。可结合电针、刺络拔罐法。寒湿证可加灸法。

【常用针灸处方、经验穴及操作要点】

陆瘦燕针灸治疗坐骨神经痛处方

取穴：五枢、维道、居髎、环跳、风市、中渎、膝阳关、阳陵泉；操作：补法。

第八节　痹　　证

【概述】

痹证（Bi syndrome）是指以肢体关节、肌肉酸痛、麻木、重着、屈伸不利，甚或关节肿大灼热等为主症的一类病证。

痹证的概念比较广泛，包括内脏痹和肢体痹，本节主要讨论肢体的痹证，主要包括西医学的风湿热（风湿性关节炎）、类风湿关节炎、骨性关节炎、神经痛等。

【主要病因病机】

本病与外感风、寒、湿、热等邪和人体正气不足有关。风、寒、湿等邪气，在人体卫气虚弱时容易侵入人体而致病。素体虚弱，正气不足，腠理不密，卫外不固，是引起痹证的内在因素。汗出当风，坐卧湿地，涉水冒雨等，均可使风、寒、湿等邪气侵入机体经络，留于关节，导致经脉气血痹阻不通，不通则痛。

【辨证注意点】

1. 抓住本病特点，明确诊断。

2. 根据感受邪气的相对轻重及性质不同，常分为行痹（风痹）、痛痹（寒痹）、着痹（湿痹）、热痹。

3. 当结合西医学知识，血检红细胞沉降率、抗链球菌溶血素O、类风湿因子等诊断及鉴别诊断退行性关节炎、风湿性关节炎、类风湿关节炎等。风湿性关节炎等导致的膝骨关节病变可出现关节积液，可行超声、磁共振、穿刺抽液检查。

【辨证思路】

一、抓住主症

症见关节肌肉疼痛，屈伸不利可明确诊断。

二、判断病邪性质

风邪善行数变，故可见疼痛游走不定；寒性收引，故见疼痛较剧，得热痛减；湿性重浊，故见疼痛困重，或伴关节肿胀。若素体阳盛或阴虚火旺，复感风、寒、湿邪，邪从热化，或感受热邪，流注关节，可见关节红、肿、热、痛兼发热，为热痹。

三、辨证论治

根据感受不同病邪的特点，分为不同证型的痹证进行治疗。

操作：毫针泻法或平补平泻法。痛痹、着痹可加灸法。都可加电针。热痹可于大椎、曲池点刺出血。局部可加拔火罐。

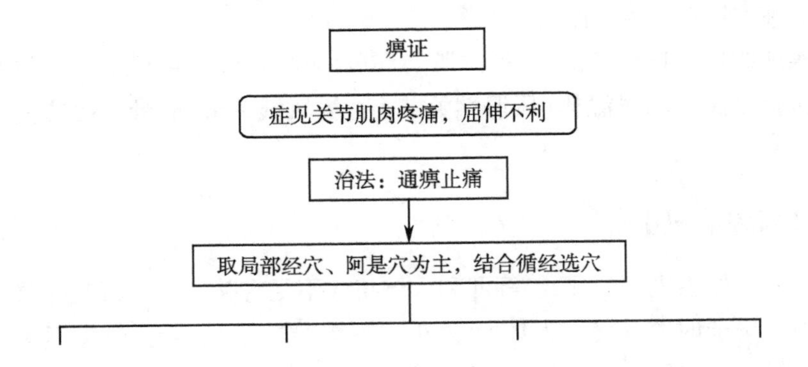

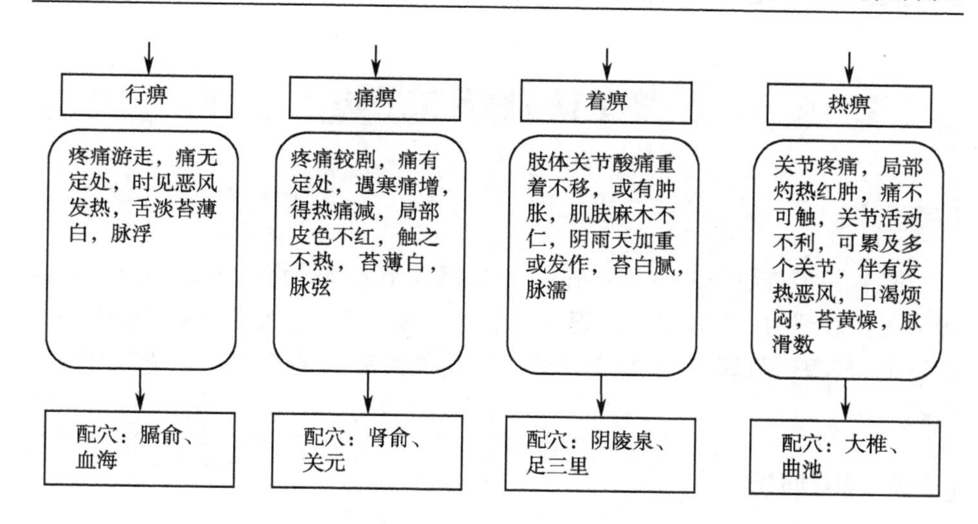

【病例思维程序示范】

李某，男，33岁，工人。龙华门诊号39632。初诊：1963年4月26日，寒邪侵入，瘀浊凝结，关节肿，疼痛难耐，指节拘急，受冷更甚。痛痹缠绵日久，久病正虚。脉细濡，舌苔白。

辨证思维程序：

第一步：明确诊断。根据患者关节红肿疼痛，指节拘急，可以诊断为痹证。

第二步：辨证。患者疼痛部位固定，有受寒史，受冷痛甚，结合舌脉，可辨证为痛痹（寒痹）。

第三步：治疗。针对辨证，治拟祛寒除痹，选用局部经穴，手指关节局部的合谷、阳溪，膝关节局部的犊鼻、膝眼，踝关节局部的商丘，配以肾俞、关元，并行温针灸。

第四步：调摄与生活指导。避免风寒，注意保暖，适当运动如太极拳、游泳。

【常用针灸处方、经验穴及操作要点】

陆瘦燕针灸治疗痹证处方

取穴：委中、承山、涌泉、阴陵泉、阳陵泉；操作：毫针补泻。取阴陵泉化湿，涌泉以泻热；患者经筋病变，取筋会阳陵泉，下肢两足麻木，选取局部经穴委中、承山，诸穴合用，共奏除湿热通痹的功效。

第九节　膝骨关节炎

【概述】

膝骨关节炎（knee osteoarthritis）是以膝关节肿胀、疼痛、畸形、僵硬、弹响等为主要表现的一种膝关节的退行性疾患。其主要病理改变为关节软骨的退行性变，病程进展缓慢，最终会导致关节功能紊乱。属于中医“膝痹”“骨痹”范畴。

【主要病因病机】

正虚不固是本病发生的内在基础，感受风、寒、湿等外邪是本病发生的外在条件，本虚标实，合而为病。

1. 肝肾亏虚之致病内因　肾主骨生髓，肝主筋，肝肾精血虚衰，无以主骨养筋，筋骨失养，并发为本病。

2. 风、寒、湿等致病外因　风、寒、湿邪侵袭于肌腠经络，流滞于关节筋骨，导致气血痹阻于经络发而为痹。

【辨证注意点】

1. 参照中华人民共和国中医药行业标准《中医病证诊断疗效标准 ZY/T001.1-94》中的诊断标准

（1）初起多见腰腿、腰脊、膝关节等隐隐作痛，屈伸、俯仰、转侧不利，轻微活动稍缓解，气候变化加重，反复缠绵不愈。

（2）起病隐袭，发病缓慢，多见于中老年人。

（3）局部关节可轻度肿胀，活动时关节常有弹响摩擦音。严重者可见肌肉萎缩，关节畸形，腰弯背驼。

（4）X线检查：骨质疏松，关节面不规则，关节间隙狭窄，软骨下骨质硬化，以及边缘唇样改变，骨赘形成。

2. 根据患者临床表现可分为气滞血瘀型、寒湿痹阻型、湿热痹阻型、肝肾亏虚型、气血虚弱型。

3. 注意不同分期膝骨关节炎患者的证型变化。

4. 结合血检红细胞沉降率、抗“O”、黏蛋白、类风湿因子、血尿酸、肾功能等，与风湿性关节炎、类风湿关节炎、痛风性关节炎、红斑狼疮相鉴别。如出现关节积液超过50ml，浮髌试验阳性，且长时间积液不消除并有加重趋势，可考虑抽液。

【辨证思路】

一、诊断

根据前述诊断标准明确诊断。

二、临床分期

本病临床分为发作期与缓解期，发作期膝关节中度以上疼痛，或呈持续性，重者疼痛难以入眠；膝关节肿胀，功能受限，跛行甚至不能行走。缓解期膝关节轻度疼痛，劳累或天气变化时加重，或以酸胀、乏力为主，或伴膝关节活动受限。按照“急则治其标，缓则治其本”的基本原则进行临床辨证施治。发作期治疗重点在于改善症状，缓解疼痛；缓解期以延缓病情发展为目的。

三、辨证论治

根据膝骨关节炎发病的原因，分为不同证型进行治疗。

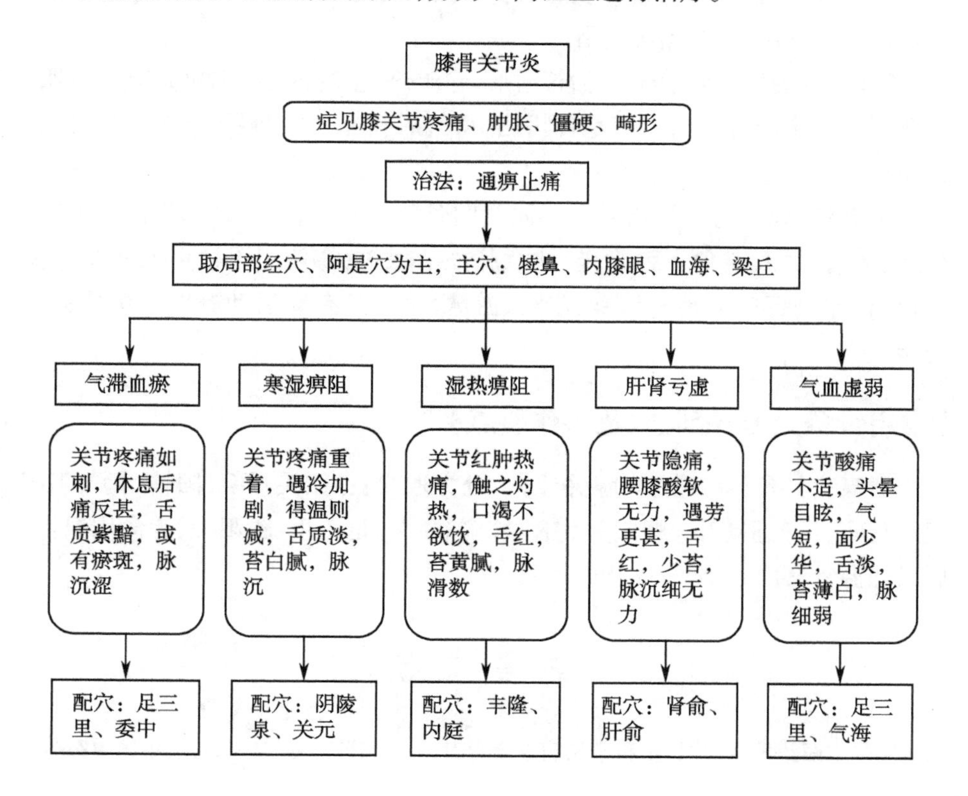

操作：多采用毫针刺法及灸法。气滞血瘀型、寒湿痹阻型及湿热痹阻型可采用毫针泻法，肝肾亏虚型及气血虚弱型可采用毫针补法，得气后使用电针治疗。气滞血瘀型、寒湿痹阻型、肝肾亏虚型、气血虚弱型可使用灸法，寒湿痹阻型可采用火针，局部可加拔火罐。也可局部使用小针刀。

【病例思维程序示范】

沈某，女，76岁。初诊：右膝关节酸痛1月余，肿胀发热，屈伸不利，得温痛不减，大、小腿肌肉瘦削。脉弦细带数，舌苔腻。

辨证思维程序：

第一步：明确诊断。根据患者老年人，右膝关节疼痛伴屈曲不利，可以诊断为膝骨关节炎。

第二步：临床分期。患者膝关节炎病史1月，刻下右膝外观肿胀、局部发热，关节疼痛，屈曲受限，可判断为发作期。

第三步：辨证。患者老年女性，膝关节肿胀发热，屈伸不利，得温痛不减，结合舌脉，可辨证为湿热痹阻型。

第四步：治疗。针对辨证，治拟通痹、除湿热、止痛，选用患侧犊鼻、内膝眼、血海、梁丘、丰隆、内庭，采用毫针泻法，得气后犊鼻、内膝眼予电针治疗，留针20min。

第五步：调摄与生活指导。①注意四时节气变化，免受外邪侵淫；②避免久立、久行，尤其避免下蹲跪坐，注意膝关节保护；③使用手杖可减轻受累关节负荷；④进行床上抬腿伸膝、步行、游泳、骑车等有氧活动有助于保持关节功能。

【常用针灸处方、经验穴及操作要点】

秦亮甫针灸治疗着痹（膝关节炎）处方取穴：膝阳关（泻）、阳辅（泻）、阴阳陵泉（泻）、足三里（补）、腰阳关（补）、脾俞（补）。足三里、腰阳关、脾俞用温针，后又加温针命门。

参考文献

[1] 中华中医药学会. 中医内科常见病诊疗指南：中医病证部分[M]. 北京：中国中医药出

版社,2008.

[2] Melchart D,Thormaehlen J,Hager S. Acupuncture versus placebo versus sumatriptan for early treatment of migraine attacks:A randomized controlled trial[J]. J Intern Med,2003,253(2):181-188.

[3] 陆瘦燕.陆瘦燕金针实验录[M].北京:人民军医出版社,2008.

[4] 中国针灸学会.循证针灸临床实践指南:原发性三叉神经痛[M].北京:中国中医药出版社,2015.

[5] 中华医学会神经外科学分会功能神经外科学组,中国医师协会神经外科医师分会功能神经外科专家委员会,等.三叉神经痛诊疗中国专家共识[J].中华外科杂志,2015,53(9):657-664.

[6] 王佐良,徐玉声,陆炎垚.江南名医医案精选:陆瘦燕针灸医案医话[M].上海:上海科学技术出版社,2002.

[7] 中国针灸学会.神经根型颈椎病针灸临床实践指南[M].北京:中国中医药出版社,2015.

[8] 中华外科杂志编辑部.颈椎病的分型、诊断及非手术治疗专家共识(2018)[J].中华外科杂志,2018,56(6):401-402.

[9] 贵树华,钟昌树.温针灸为主治疗神经根型颈椎病62例[J].针灸临床杂志,2001(3):37-38.

[10] 国家中医药管理局.中医病证诊断疗效标准(中华人民共和国中医药行业标准)[S].北京:中国医药科技出版社,2016.

[11] 刘世敏,吴焕淦,胡玲.针灸治疗学案例导读[M].上海:上海科学技术出版社,2014.

[12] 中国针灸学会.循证针灸临床实践指南:肩周炎(ZJ/TE013-2015)[S].北京:中国中医药出版社,2015.

[13] 陆瘦燕,朱汝功.陆瘦燕朱汝功针灸医案[M].上海:上海科学技术出版社,2014.

[14] 中国针灸学会.循证针灸临床实践指南:腰痛[M].北京:中国中医药出版社,2014.

[15] 杜元灏,肖延龄.现代针灸临床病谱的初步探讨[J].中国针灸,2002,22(5):347-350.

[16] NIH Consensus Development Panel on Acupuncture. Acupuncture[J]. JAMA,1998,280(17):1518-1524.

[17] Lee JH,Choi TY,Lee MS,et al. Acupuncture for acute low back pain: a systematic review[J]. Clin J Pain,2013,29(2):172-185.

[18] Phila P. Effectiveness of acupuncture for nonspecific chronic low back pain: a systematic review and meta-analysis[J]. Spine,2013,38(24):2124-2138.

[19] Chou R, Qaseem A, Snow V, et al. Diagnosis and treatment of low back pain: a joint clinical practice guideline from the American College of Physicians and the American Pain Society [J]. Ann Intern Med, 2007, 147(7): 478-91.

[20] Qaseem A, Wilt TJ, Mc Lean RM, et al, Clinical Guidelines Committee of the American College of Physicians. Noninvasive treatments for acute, subacute, and chronic low back pain: a clinical practice guideline from the American College of Physicians[J]. Ann Intern Med, 2017, 166(7): 514-530.

[21] 中国针灸学会．循证针灸临床实践指南：坐骨神经痛[M]. 北京：中国中医药出版社，2015.

[22] 中华医学会疼痛学分会．脊柱退变性神经根疼痛治疗专家共识[J]. 中华医学杂志，2019, 99(15): 1133-1137.

[23] 高甲，武连仲．武连仲教授运用“三阳启泰”法治疗坐骨神经痛经验介绍[J]. 针灸临床杂志，2011(4): 56.

[24] 杨依方，徐光明，葛林宝．杨永璇针灸医案医话[M]. 上海：上海科学技术出版社，2002.

[25] 沈惠风．秦亮甫临床经验集萃[M]. 上海：上海中医药大学出版社，2002.

第二章　内科病证

第一节　中　　风

【概述】

中风(apoplexy)是以突然昏仆,半身不遂,口舌歪斜,謇涩或不语,偏身麻木为主症的一类疾病。相当于西医的急性脑血管病,又称脑卒中。

【主要病因病机】

中风病是在气血内虚的基础上,因劳倦内伤、忧思恼怒、饮食不节等诱因,引起脏腑阴阳失调,气血逆乱,直冲犯脑,导致脑脉痹阻或血溢脑脉之外。

【辨证注意点】

1. 诊断要点

(1) 症状:神志昏蒙,半身不遂,口舌歪斜,言语謇涩或语不达意,甚或不语,偏身麻木;出现头痛,眩晕,瞳神变化,饮水发呛,目偏不瞬,步履不稳等。发病前多有诱因,常有先兆症状。可见眩晕,头痛,耳鸣,突然出现一过性言语不利或肢体麻木,视物昏花,1 日内发作数次,或几日内多次复发。

(2) 辅助检查:结合影像学检查(头颅 CT 或 MRI)可明确诊断。

2. 鉴别要点　须与痫证、厥证、口僻、痿病等相鉴别。

3. 辨证要点　区分中风病期,分期治疗。区分中经络和中脏腑。分清证候,辨证治疗。

【辨证思路】

一、抓主症以辨病

急性起病,渐进加重,或骤然起病,以神志昏蒙,半身不遂,口舌歪斜,言语謇涩或语不达意,甚或不语,偏身麻木为主症,兼见头痛,眩晕,瞳神变化,饮水发呛,目偏不瞬,步履不稳等,为中风。

二、区分中风病期及中经络和中脏腑，分期辨证治疗

急性期：发病 2 周内。

恢复期：发病 2 周至 6 个月。

后遗症期：发病 6 个月以上。

中经络：中风病而无神志昏蒙者。

中脏腑：中风病而有神志昏蒙者。

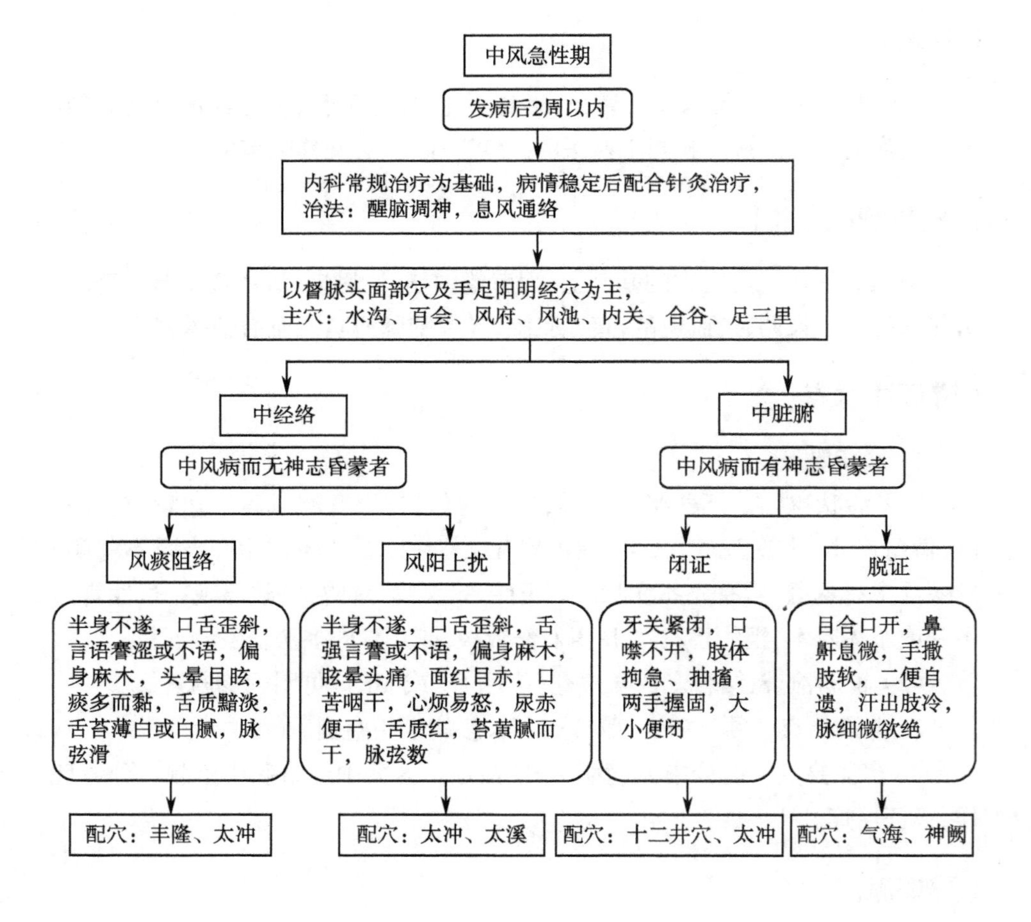

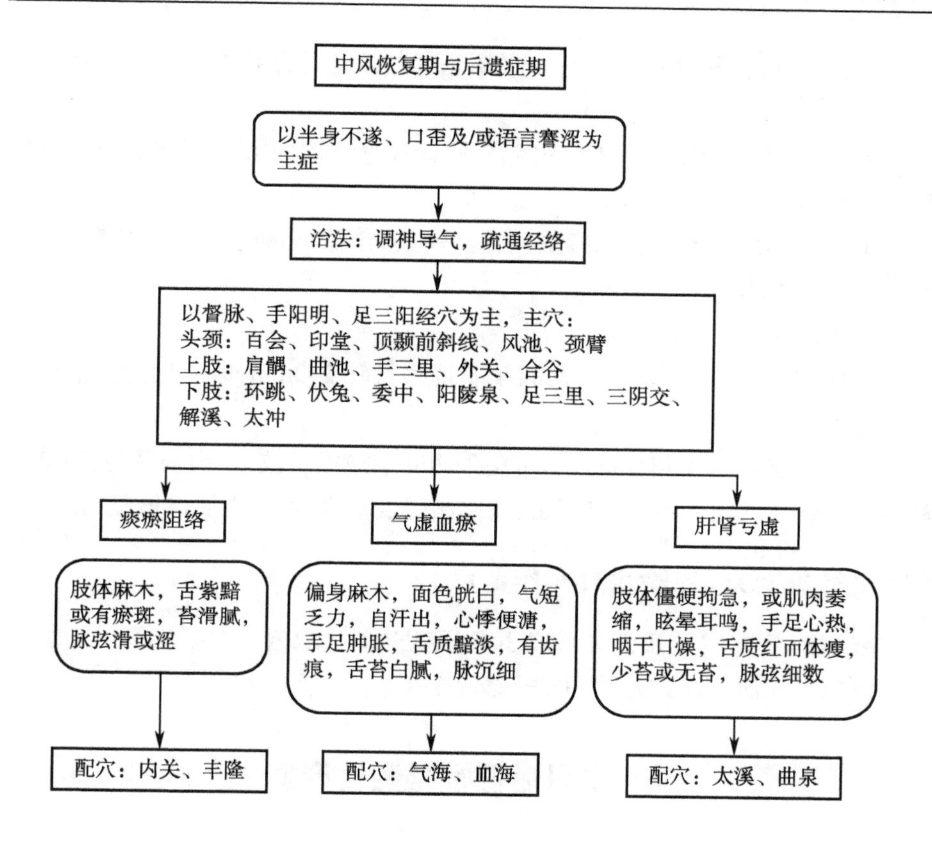

【病例思维程序示范】

马某，男，72岁，1992年6月26日初诊。患者右侧半身不遂9年，病初曾于北京某医院经CT检查诊断为“脑血栓”，虽多方医治罔效。现患肢屈伸不利，指趾麻木，手握力差，步履艰难，沉重如坠，面赤眩晕，两目昏花，少寐，恶心纳减，舌质红，少苔，中有裂纹，脉象沉细，尺弱。（程莘农教授医案改写）

辨证思维程序：

第一步：抓主症以辨病。根据此患者右侧半身不遂9年，病初曾于北京某医院经CT检查诊断为“脑血栓”，故考虑为中风。

第二步：根据此患者右侧半身不遂9年，曾诊断为“脑血栓”，期间治疗效果欠佳。现患肢遗留屈伸不利，指趾麻木，手握力差，步履艰难，沉重如坠等症，兼见面赤眩晕，两目昏花，少寐，恶心纳减，舌质红，少苔，中有裂纹，脉象沉细尺弱。故考虑中风后遗症期，中经络，属肝肾亏虚之证。

第三步：可做哪些相关检查。根据患者的症情可做相关检查，如肌电图、CT等。

第四步：治疗。因辨为中风中经络，肝肾亏虚证，治拟滋补肝肾，疏通经络。针灸穴方如下：

主穴：百会、风池、太阳、肩髃、曲池、外关、合谷、环跳、足三里、阳陵泉、三阴交、悬钟、太冲；

配穴：太溪、曲泉；

操作：头针以200次/min的高频率持续行针2~3min，留针期间间歇行针3~5次为佳。

电针治疗：①软瘫期：肌张力不高采用断续波或疏波，以强刺激为佳；②硬瘫期：肌张力过高肢体穴位可用密波，刺激强度不宜过强，以肌肉微颤为度。

【常用针灸处方、经验穴及操作要点】

陆瘦燕处方（《陆瘦燕朱汝功针灸医案选》）　取穴：阴包、曲泉、中封、行间、肾俞、关元俞、命门、关元；手法：捻转提插。

附：中风后假性延髓性麻痹

【概述】

中风后假性延髓性麻痹（pseudobulbar paralysis，PBP）是以吞咽困难、饮水呛咳、构音障碍为主的病证。可归属于中医学“舌喑”“喑痱”等范畴。

【主要病因病机】

痰浊、瘀血等阻滞脑络，导致舌咽诸窍失灵。

【辨证注意点】

1. 诊断要点

（1）症状：构音障碍表现为声音嘶哑、言语不清、同语反复和原有音色改变。吞咽障碍轻者饮水时偶尔或经常呛咳，张口困难，舌不能把食物送至咽部，仰卧位时可以缓慢吞咽；重者完全不能吞咽。

（2）体征：咽反射存在，无肌萎缩，下颌反射亢进，掌颌反射阳性，叩唇反射阳性,腱反射亢进,常伴有锥体束阳性。

2. 鉴别诊断　须与真性延髓性麻痹相鉴别。

3. 辨证要点　证候分清风痰阻络、肝阳上亢、肾精亏虚、瘀血阻窍。

【辨证思路】

一、区分真性延髓性麻痹和假性延髓性麻痹

	真性延髓性麻痹	假性延髓性麻痹
病理	下运动神经元性延髓麻痹	上运动神经元性延髓麻痹
病史	多为首次发病	多为2次或多次卒中发作
舌肌萎缩	有	无
肌纤维颤动	有	无
咽反射	消失	存在
下颌反射	无变化	亢进
脑电图	无异常	可有弥漫性异常

二、证候分风痰阻络、肝阳上亢、肾精亏虚、瘀血阻窍

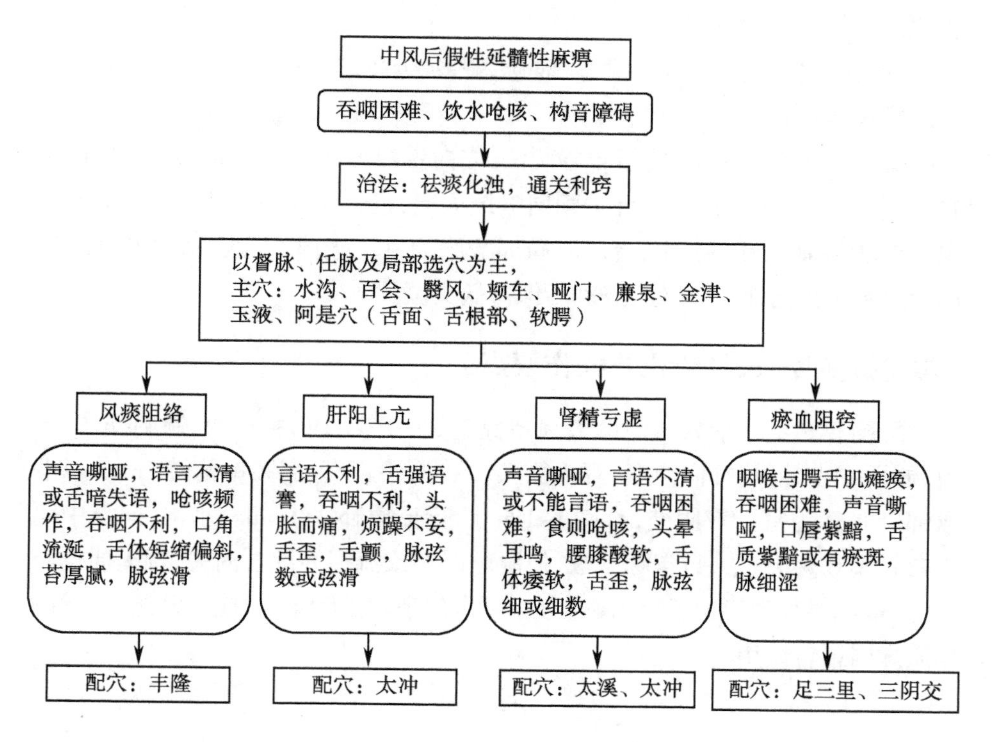

【病例思维程序示范】

王某，男，67岁，2008年10月17日晨起突然自感左侧肢体活动不灵，舌根发硬，言语謇涩，饮水呛咳，流口水，饮食吞咽困难。5年前患脑梗死，经治疗后痊愈，既往有高血压病史。

查体：血压160/80mmHg，体温36.2℃，心率82次/min，律齐，神志清楚，颈有抵抗感，瞳孔等大等圆、对光反射存在，舌质红、苔厚腻，口角左歪，舌尖向右偏斜，左侧肢体肌力3级，肌张力下降，洼田饮水试验3级，脉象弦滑。

头颅CT示双侧基底节区腔梗；脑白质缺血性改变。

第一步：区分真性延髓性麻痹和假性延髓性麻痹。根据此患者既往有脑梗死病史5年，晨起突然自感左侧肢体活动不灵，舌根发硬，言语謇涩，饮水呛咳，流口水，饮食吞咽困难，故考虑为中风后假性延髓性麻痹。

第二步：根据此患者表现为左侧肢体活动不灵，舌根发硬，言语謇涩，饮水呛咳，流口水，饮食吞咽困难，查体示舌质红，苔厚腻，口角左歪，舌尖向右偏斜，脉象弦滑，属风痰阻络之证。

第三步：治疗。因辨为中风后假性延髓性麻痹，风痰阻络证，治拟祛痰化浊，通关利窍。针灸穴方如下：

主穴：百会、风府、哑门、颊车、地仓、廉泉、金津、玉液、阿是穴（舌根）；

配穴：丰隆；

操作：毫针刺，廉泉，施以合谷刺法，先向舌根方向刺入1.5~1.8寸，再向左右各刺入1.5~1.8寸；风府，针尖朝向喉结方向，进针1~1.2寸；哑门，针尖向下颌方向缓慢刺入0.5~1寸，诸穴以局部酸胀为宜。金津、玉液，用粗毫针或三棱针点刺少量出血，不留针，点刺后保持低头位。

【常用针灸处方、经验穴及操作要点】

醒脑开窍法　取穴：风池、翳风或完骨、三阴交、内关、水沟；针刺操作：风池、翳风或完骨，均针向结喉，震颤徐入2.5寸，小幅度、高频率捻转1min，以咽喉部麻胀感为宜。三阴交，直刺1~1.5寸，行提插补法1min。水沟，向鼻中隔方向斜刺0.3~0.5寸，行雀啄手法，使眼球湿润或流泪为度。内关，行提插捻转泻法1min。注意事项：此法针刺过程中要求出现较强针感，故应注意避免晕针。体质虚弱患者慎用。

第二节　眩　　晕

【概述】

眩晕(vertigo)是以头晕目眩、视物旋转为主要表现的一种病证。轻者发作短暂,平卧闭目片刻即可缓解,重者旋转起伏不定,难以站立,恶心呕吐。西医学属高血压、良性发作性位置性眩晕、梅尼埃病、颈性眩晕等范畴。

【主要病因病机】

眩晕多与忧郁恼怒、肆食厚味、劳伤过度及外伤跌扑、头脑外伤等有关。情志不舒,气郁化火,风阳升动,或急躁暴怒,肝阳上亢,或好食肥甘厚味,聚湿生痰,痰湿中阻,或素体虚弱,气血不足,或过度劳伤,肾精亏耗,以及外伤跌扑、头脑外伤等均可导致眩晕。

【辨证注意点】

1. 诊断要点　详细问诊眩晕发作持续时间、程度、有无诱发、缓解、加重因素等现病史,了解患者既往病史十分重要。

(1) 症状:头晕目眩,视物旋转,轻则闭目可止,重者如坐舟车,甚则昏仆;可伴恶心呕吐,眼球震颤,耳鸣耳聋,汗出,面色苍白等。

(2) 辅助检查:血压,血常规,心电图,心脏超声,前庭功能检查,听力学测试,颈椎 X 线片,经颅多普勒,头颅 CT/MRI 等以帮助明确诊断。

2. 鉴别诊断　须与中风、厥证、痫证相鉴别。须区分良性发作性位置性眩晕、梅尼埃病及颈性眩晕。

3. 辨证要点　区分实证与虚证,分辨脏腑。实证可分为肝阳上亢、瘀血阻窍、痰湿中阻,虚证可分为气血亏虚与肾精不足。

【辨证思路】

一、明确诊断以辨病

1. 良性发作性位置性眩晕　即耳石症,是由于椭圆囊斑中的碳酸钙颗粒脱落进入半规管导致。发病率在眩晕中占 17%~30%。表现为短暂的视物旋转或不稳感,多发生在患者起卧床及翻身的过程中,有时出现在抬头和低头时;

位置诱发试验可在70%以上的患者中发现与症状同步发生的眼球震颤，眼震的方向与受累半规管相对应的眼外肌的作用方向相一致。诊断时需注意与前庭性偏头痛及中枢性位置性眩晕等相鉴别。手法复位治疗是其主要治疗手段。

2. 梅尼埃病　在眩晕中占4.4%~10%，其病理改变主要为膜迷路积水。诊断标准为：①自发性眩晕发作至少2次，持续20min~12h；②至少1次纯音测听为低到中频感音性聋；③患侧耳聋、耳鸣或耳胀满感呈波动性；④排除其他疾病引起的眩晕。

3. 颈性眩晕　由于颈椎病引起的眩晕，大部分是由于椎-基底动脉缺血，交感神经兴奋和抑制失衡造成。类似于颈椎病诊断中的椎动脉型及交感神经型。诊断标准为：①多于40岁以上发病；②发病常与体位改变相关；③发病时往往伴有眼球水平震颤；④扭颈试验阳性，脑血流图示椎-基底动脉供血不足；⑤颈椎X线片/MRI示颈椎退行性变。

二、区别实证、虚证，辨别具体证型

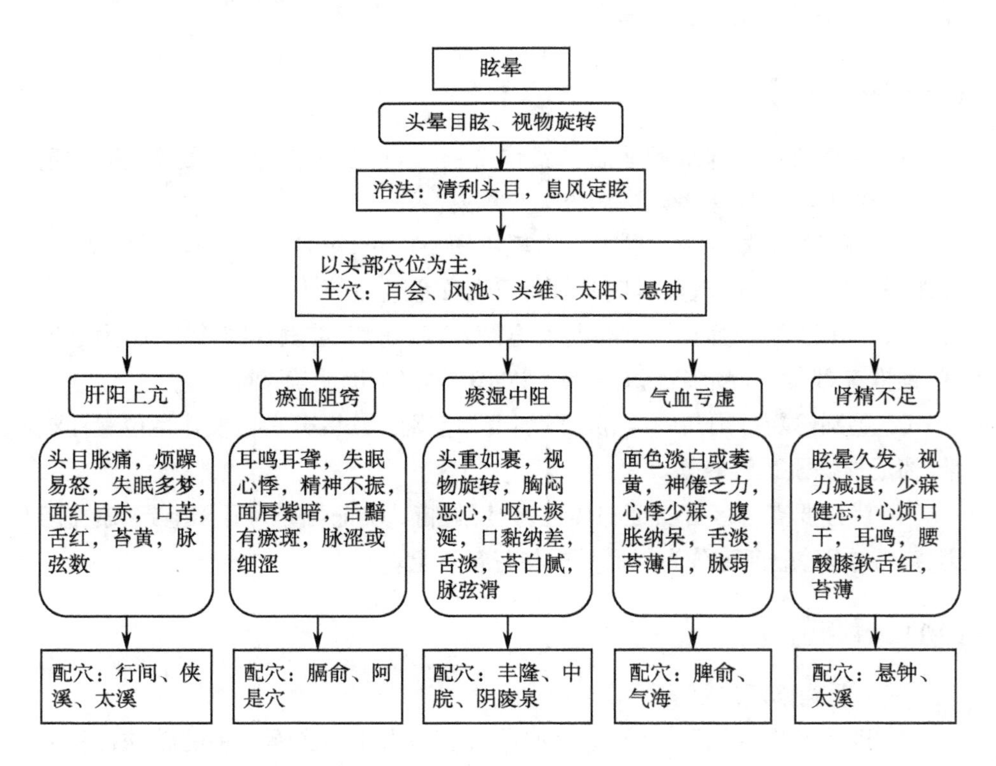

三、治疗时分清标本缓急

眩晕急重者先治其标，眩晕较轻者治病求本。

【病例思维示范】

吴某，35岁，女，某年某月某日就诊。头晕反复发作10年余，加重1周。10年前无明显诱因突然出现头晕，曾先后多次就诊于当地多家医院，查头颅MRI、颈动脉彩色多普勒、颈椎CT、经颅彩色多普勒均未见明显异常，多次服用中西药物，效果不佳，平时血压低，80~85/55~60mmHg。每到夏季三伏天眩晕症状加重，1周前因家中琐事而突然出现头晕症状加重，时有恶心，工作生活受到严重影响，故就诊于我科。刻下症见：头晕发作，时有视物旋转，恶心，面色苍白，不思饮食，睡眠欠佳，大小便正常；舌淡、苔薄白，脉沉弱。

辨证思维程序：

第一步：明确诊断。根据患者头晕目眩，视物旋转可诊断为眩晕。根据诱发因素、既往史、辅助检查可确诊为低血压性眩晕。

第二步：区分实证虚证。根据患者面色苍白，不思饮食，睡眠欠佳，大小便正常；舌淡、苔薄白，脉沉弱可辨别为虚证眩晕之气血亏虚。故西医诊断：低血压；中医诊断：眩晕，气血亏虚证。

第三步：治疗。因辨证为气血亏虚，拟当益气活血，清利头目。

主穴：百会、风池、头维、太阳、悬钟；

配穴：脾俞、气海；

操作：脾俞、气海用捻转泻法，余穴平补平泻。

【常用针灸处方、经验穴及操作要点】

1. 头针法　选顶中线，沿头皮刺入，快速捻转，每日一次，每次留针30min。

2. 三棱针法　眩晕剧烈时可选取印堂、太阳、百会等穴，三棱针点刺出血1~2滴。

3. 耳针法　选肾上腺、皮质下、额。毫针刺或王不留行籽贴压。

第三节　面　　瘫

【概述】

面瘫（facial paralysis）是以口角㖞斜、眼睑闭合不全为主症的病证。西医学把面瘫分为中枢性面瘫和周围性面瘫。周围性面瘫包括贝尔麻痹（Bell’s palsy）、亨特综合征（Hunt syndrome），属中医“口㖞僻”“口眼㖞斜”范畴。

【主要病因病机】

劳作过度，机体正气不足，脉络空虚，卫外不固，风寒或风热乘虚入中面部经络，致气血痹阻，经筋功能失调，筋肉失于约束，出现面瘫。

【辨证注意点】

1. 诊断要点　该病的诊断主要依据临床病史和体格检查。

（1）症状：病侧面部麻木感，额纹消失，皱眉蹙额困难；眼裂扩大，眼睑闭合不全或闭合不能，常有泪液积滞或溢出；鼻唇沟变浅或消失，口角下垂，说话、笑或露齿时偏向健侧，进食时液体易从口角外流，食物残渣易滞留于齿颊之间。可有头痛或头晕、眼干或口干、耳鸣或听力障碍。

（2）体征：病侧面部表情肌瘫痪。表现为眼睑闭合不全，泪液分泌减少；皱额、蹙眉不能或不全；鼻唇沟平坦，口角下垂或张口时被牵向健侧；病侧角膜反射消失；示齿、鼓腮、噘嘴、吹哨任意一项不能或不全；可有舌前 2/3 味觉障碍，听觉过敏。

（3）排除其他可能引起周围性面瘫的原因：如中耳炎、乳突炎、迷路炎、腮腺炎、腮腺肿瘤、莱姆病、吉兰-巴雷综合征、感染、肿瘤、骨折等导致的面神经异常。

（4）辅助检查：周围性面瘫的预后与面神经的损伤程度密切相关，肌电图可作为面神经损伤程度的辅助检查。此外，面神经电图（electroneurography，ENoG）在发病后 8~21 天检测最有价值。患侧 CMAP 波幅下降为健侧 30% 以上的，可能在 2 个月内恢复；下降为健侧 10%~30% 的，在 2~8 个月恢复；下降为健侧 10% 以下的，一般认为是面神经不能完全恢复的临界值。

2. 鉴别诊断　须与其他原因引起的面瘫相鉴别；中枢性面瘫与周围性面瘫相鉴别。周围性面瘫需鉴别贝尔面瘫或是亨特综合征，可根据低烧、“感冒”病史、耳郭、耳道、耳后红肿剧痛、耳道内疱疹、听觉过敏、耳鸣耳聋等症状、体征明确诊断。

3. 辨证要点　根据兼症、舌脉象等分清风寒证、风热证、气血不足证。

【辨证思路】

一、明确诊断

1. 常急性发作。

2. 一侧面部肌肉板滞、麻木、瘫痪，额纹消失，眼裂变大，露睛流泪，鼻唇沟变浅，口角下垂。

3. 歪向健侧，病侧不能皱眉、抬额、闭目、露齿、鼓颊。

4. 部分患者病情迁延日久，可因瘫痪肌肉出现挛缩，口角反牵向患侧，形成"倒错"现象，甚则出现面肌痉挛。

二、周围性面瘫与中枢性面瘫鉴别

西医病名	周围性面瘫	中枢性面瘫
皱眉	不能	双侧对称
抬额	不能	双侧对称
闭目	不能	正常
露齿	不能	不能
鼓颊	不能	不能
听觉味觉	常改变	正常
肢体症状	无	有

三、分清风寒证、风热证和气血不足

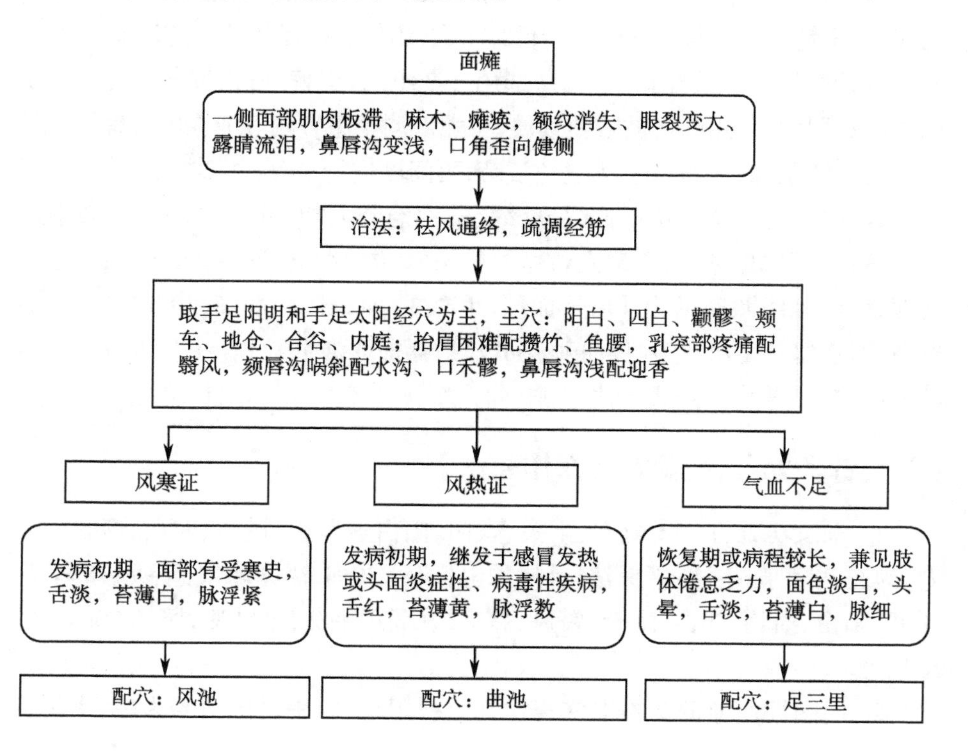

【病例思维程序示范】

患者杨某，男，43岁，干部。左耳后疼痛三四日后，出现左面肌瘫痪不用，迄今10日。经医务室针治4次，未见显效，转来龙华医院。当时左侧额纹消失，眼裂增宽，鼻唇沟平坦，口角下垂流涎，不能鼓气，咀嚼食物滞留颊部，无高血压病史。脉浮滑，舌苔薄白。

辨证思维程序：

第一步：首先明确诊断。患者左耳后疼痛三四日后，出现左面肌瘫痪不用，迄今10日，来诊时见左侧额纹消失，眼裂增宽，鼻唇沟平坦，可明确诊断为口眼㖞斜，即周围性面瘫。

第二步：辨证。根据患者无高血压史，脉浮滑，舌苔薄白，可辨证为风寒证。

第三步：治疗。因辨为风寒证，治当祛风散寒，疏调经筋。

主穴：阳白、四白、颧髎、颊车、地仓、合谷；

配穴：风池；

操作：患者取仰卧位或仰靠坐位，选用1~1.5寸毫针，进针得气后，留针30min。留针过程中每10min捻转行针1次，出针后按压针孔以防出血。

或针刺得气后接电针仪，每次选用2~3组穴，交替进行，按照面神经支配面肌特点取穴，采用疏密波或断续波，将强度调至患者刚好能在电针辅助下活动患侧表情肌，活动5min。为避免疲劳，可间歇进行，每次共20min。

其他疗法：①艾灸法：每穴悬灸约5min（合谷穴双侧同时施灸），以皮肤潮红为度；②面部按摩：对面部穴位做放松按摩，约10min/次，每天1次；③红外线照射：红外线照射患侧耳后及面部，距离30~40cm，时间15min，热度以患者舒适为宜，每日1次；④穴位注射：1ml注射器抽取维生素B_{12}注射液1ml，穴位消毒后，快速进针，得气后回抽无血，每穴缓慢注入0.5ml，每日1次。

【常用针灸处方、经验穴及操作要点】

1. 朱汝功处方　①取穴：下关、太阳、阳白透鱼腰、攒竹、四白、迎香透地仓、地仓透颊车；手法：平针法，针尾加电，留针20min。②取穴：下关、颊车、瞳子髎、阳白、攒竹、四白、地仓、翳风、鼻穿透巨髎；手法：平针法，留针20min，针尾加电。

2. 周围性面瘫的基本取穴规律　重视阳经，以手足阳明经为主，手足少阳经、太阳经为辅，具体经穴以地仓、颊车、丝竹空、水沟、承浆、阳白、合谷、迎香为主，同时依据经络诊察兼顾其他经脉及经穴。根据病程不同，应选取不同的针刺手法和辅助方法。早期取穴宜少，手法宜轻，使用电针宜选取面神经同一分支支配穴位。周围性面瘫是针灸优势病种，临床疗效确切。针灸治疗宜早期治疗，越早越好。急性期可结合激素治疗，可采用足量、短期冲击方案。应结合抗病毒治疗。

第四节　震颤麻痹

【概述】

震颤麻痹（paralysis agitans）是以静止性震颤、肌强直、运动徐缓为主症的病证，属中医学中“颤证”的范畴，相当于帕金森病。

【主要病因病机】

本病多因于肝脾肾阴精气血虚损，虚风内生所致。总属本虚标实证。本虚者脏腑功能减退，精血亏虚，髓海失充，筋脉失荣，肢体失控。标实者有风、痰、瘀、火、肝风横窜扰乱脉络，痰湿阻滞经络，经筋失养，肢体颤动。

【辨证注意点】

1. 诊断要点　主要以震颤、肌强直、动作迟缓、姿势平衡障碍的运动症状和嗅觉减退、便秘、睡眠行为异常和抑郁等非运动症状为特征。

2. 鉴别诊断　须与特发性震颤相鉴别。

3. 辨证要点　辨证分清肝肾亏虚、气血不足、痰浊动风。

【辨证思路】

一、抓住主症特点，明确诊断

1. 震颤多自一侧上肢手部开始，呈“搓丸样”。

2. 肌强直见全身肌肉紧张度增高，呈“铅管样强直”“齿轮样强直”。

3. 面肌强直“面具脸”。

4. 舌肌、咽喉肌强直，则说话缓慢、吐字不清、吞咽困难。

5. 运动迟缓表现为“慌张步态”“写字过小症”。

二、震颤麻痹与特发性震颤相鉴别

	震颤麻痹	特发性震颤
发病年龄	60岁以上	40岁以上
临床特点	静止性震颤	姿势性和动作性震颤
累及部位	上肢—同侧下肢—对侧上肢—对侧下肢（“N”字形进展）	一侧或双侧上肢，下肢较少累及
震颤频率	4~6Hz	6~12Hz
加重缓解因素	安静或休息时明显 随意运动时减轻 入睡后消失	饮酒后减轻 情绪激动或紧张、劳累后加重

三、依据兼症及舌脉，辨证分型

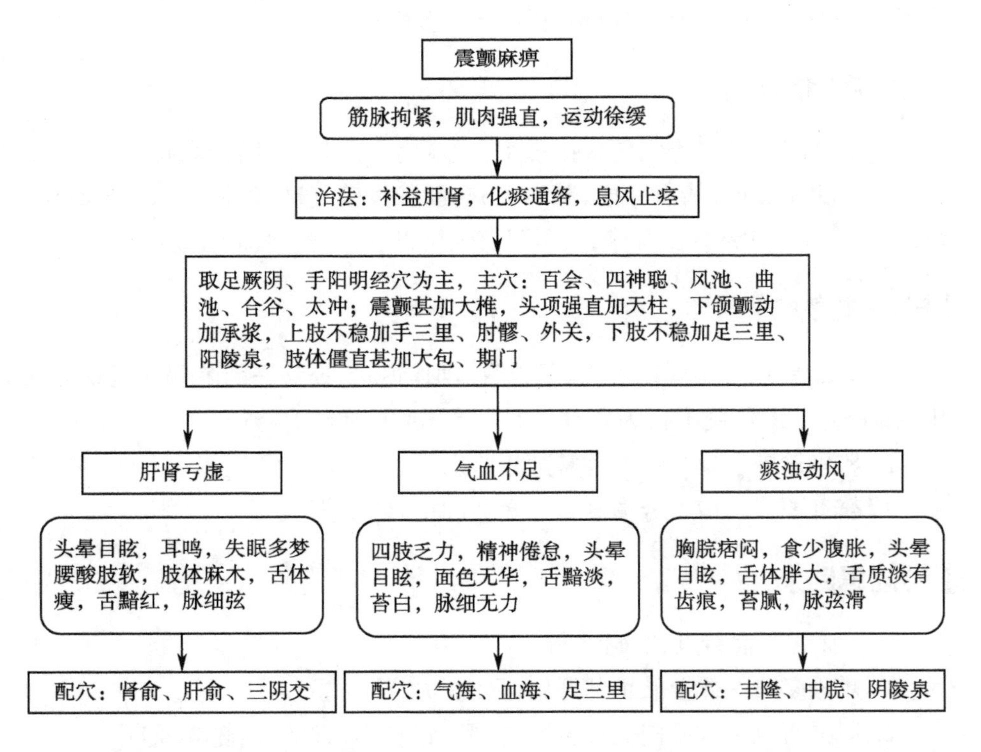

本病属疑难病，目前尚无特效治疗方法。针灸治疗可改善症状，延缓病情进展，对僵直症状的改善比对震颤症状的改善明显。

【病例思维程序示范】

夏某,男,52岁,干部。初诊1974年12月24日。两手震颤不能持物,右手较左手严重,病已6年。1968年下半年开始,右手发现轻微震颤,1970年症状加重,1971年起右手不能吃饭、写字,同时出现胸闷。1972年左手亦出现以上症状。1973年至今,两手震颤时刻不停,入睡后才能消失。诊得两手震颤不停,右手更甚,面色晦黯无华,双目模糊,失眠多梦,耳鸣,脉细弦,舌黯红苔白腻。(根据朱汝功教授医案改写)。

第一步:首先明确诊断。患者两手震颤不能持物,右手较左手严重,病已6年,故可明确诊断为震颤麻痹。

第二步:辨证。根据患者面色晦黯无华,双目模糊,失眠多梦,耳鸣,脉细弦,舌黯红苔白腻,可辨证为肝肾亏虚。

第三步:治疗。因辨为肝肾亏虚,治当补益肝肾,息风止痉。

主穴:百会、四神聪、风池、曲池、合谷、太冲;

配穴:肾俞、肝俞、三阴交;

操作:常规针刺结合电针,四神聪两侧穴位分别与同侧的风池接电针,疏波;肢体曲池、合谷分别接电针密波,通电20~30min。

【常用针灸处方、经验穴及操作要点】

朱汝功处方

取穴:头针穴,舞蹈震颤区、视区、胸腔区;耳针穴,脑点、神门、枕点;手法:头针捻转后留针,通电20min,耳穴用揿针埋入耳内。

第五节 痫 病

【概述】

痫病(epilepsy)是以突然昏仆,口吐涎沫,两目上视,四肢抽搐,或有鸣声,醒后神志如常人为特征的一种发作性神志失常的疾病。

【主要病因病机】

痫病的发生大多与精神因素、脑部外伤及六淫之邪、饮食失调等有关,机体气机逆乱，痰浊壅阻经络，扰乱清窍神明，阴阳发生一时性逆乱而发病。

【辨证注意点】

1. 诊断要点 完整病史是痫病诊断中最重要的环节，根据病史和相关辅助检查（脑电图、头颅 MRI 等）确诊痫病；并根据发作时是否有意识丧失、双侧对称强直后紧跟有阵挛动作，是否有自主神经受累表现等区分是全面性发作还是部分性发作。

2. 鉴别诊断 须与晕厥、心因性非癫痫发作、偏头痛、短暂性脑缺血发作、抽动症等相鉴别。

3. 辨证要点 区分发作期还是间歇期，发作期分清大发作还是小发作；间歇期分清痰火扰神、风痰闭阻、心脾两虚还是肝肾阴虚、瘀阻脑络。

【辨证思路】

一、抓住主症，明确诊断

1. 大发作发作时间长，有预兆、有意识障碍。

2. 小发作突然发生，短暂无昏仆。

3. 痫病患者应做脑电图检查以明确诊断，有条件者应做 CT 或 MR 检查，与中风厥证、癔症等相鉴别。对于继发性痫病需详细询问病史，进行专科检查，明确诊断，积极治疗原发病。

二、间歇期依据兼症及舌脉，辨证分型治疗，以治其本

1. 抗痫药物不能突然停用，对痫病持续发作伴有高热、昏迷等危重病例必须采取综合疗法。

2. 患者应避免精神紧张、情绪激动、过度劳累、过饱、睡眠不足，忌食烟酒辛辣，不宜参加带有危险性的工作和活动，以免发生意外。

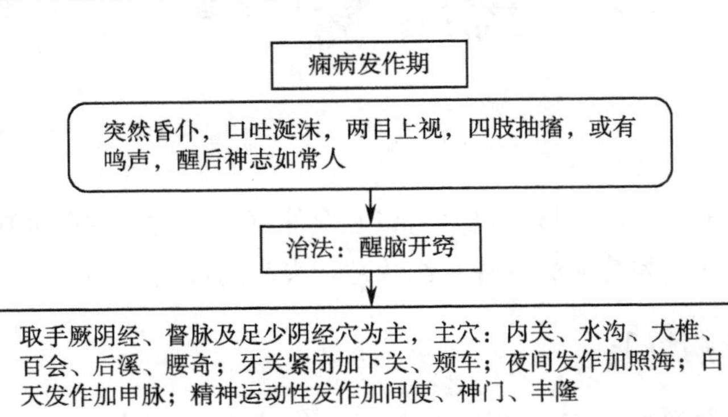

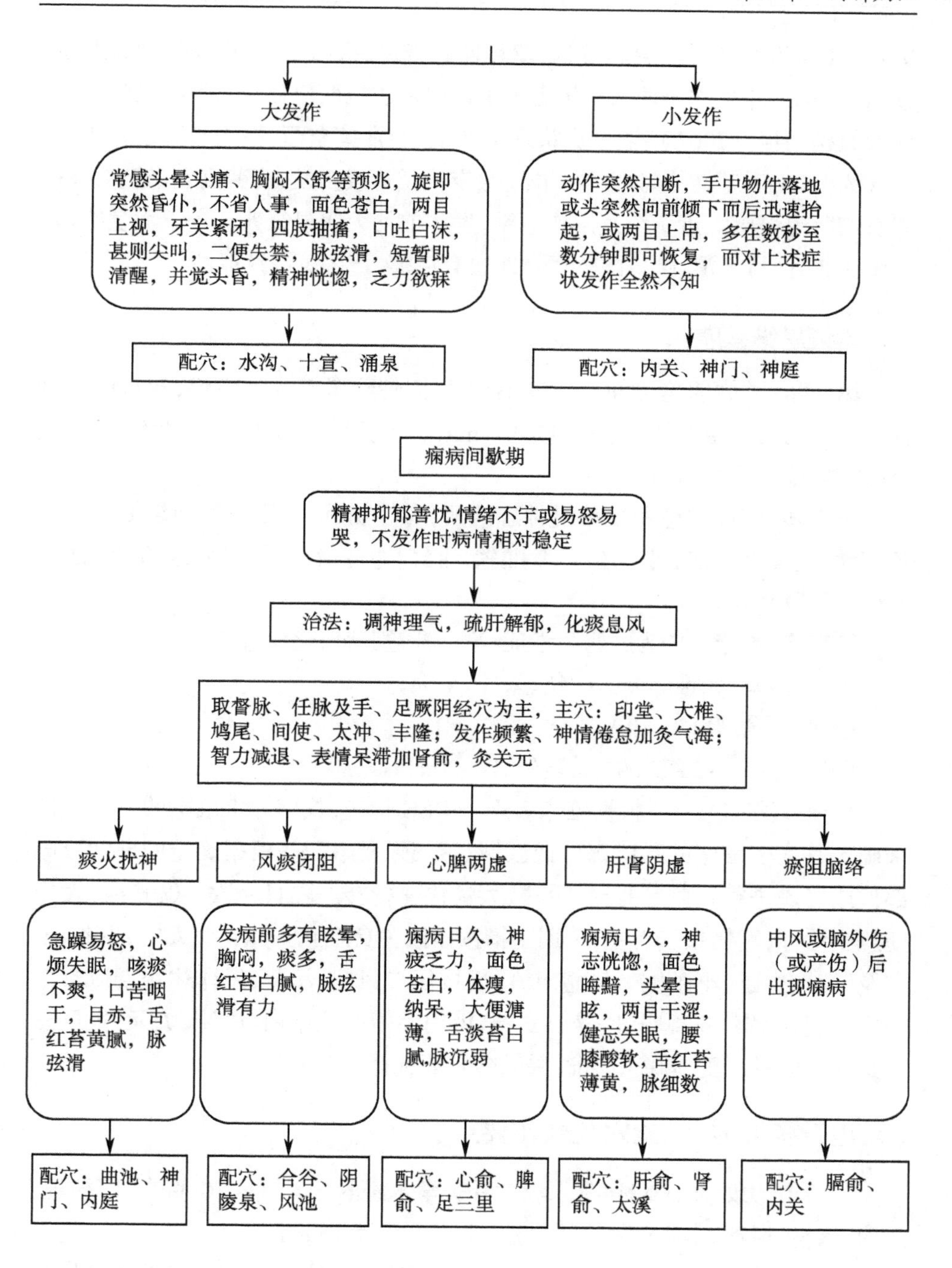

【病例思维程序示范】

患者，男，49岁，于2014年4月2日初诊。主诉：癫痫反复发作33年。病史:1981年因情绪激动突然发病,双目向右凝视,头向右转,小便失禁,症状持续约3min,一年发作一两次。患者平素口服左乙拉西坦片(开浦兰)、奥卡西平片加氯硝西泮。2007年至今症状逐渐加重,经常摔东西,平均每日发作1次,每次约1min,季节转换时1天发作3次,夜晚及清晨多发,疲劳则发,健忘失眠,偶有幻听恐惧感。近1个月发作频繁,发作前均无明显征兆。刻下面色晦黯,头晕目眩,两目干涩,腰膝酸软,舌红,边有齿痕,苔薄黄,脉细数。

辨证思维程序:

第一步:首先明确诊断。患者1981年因情绪激动突然发病,双目向右凝视,头向右转,小便失禁,症状持续约3min,一年发作一两次,而且逐渐加重,至今33年,故可诊断为痫病。

第二步:辨证。患者来诊时神志清醒,对答切题,处于痫病间歇期。见面色晦黯,头晕目眩,两目干涩,腰膝酸软,舌红,边有齿痕,苔薄黄,脉细数,故可辨证为肝肾阴虚。

第三步:治疗。辨为肝肾阴虚证:治当补益肝肾,化痰息风。

主穴:印堂、大椎、鸠尾、间使、太冲、丰隆;

配穴:肝俞、肾俞、太溪;

操作:选择1~2组穴位,接电针,20~30min。

其他疗法:①头针:根据临床表现和EEG检查,找到异常放电的“兴奋灶”来确定其病变发生的具体部位或区域(额、顶、枕、颞)。根据确定的异常放电部位或区域进行针刺,用捻针手法,大幅快速捻转。隔日一次。②按摩:发作期急则治标,豁痰顺气为主;可用手指按压四关(双合谷、太冲)、人中、少商、十宣及踇趾、中趾、小趾侧旁敏感点,最后按压二风门、承浆,发作休止期以治本为主,健脾化痰、补益肝肾、养心安神,可用手指揉按中府、中脘、关元,重压三阴交、公孙、足三里、肺俞、心俞,并结合辨证选择有关穴位。

【常用针灸处方、经验穴及操作要点】

1. 朱汝功处方(《陆瘦燕朱汝功针灸学术经验选》) 取穴:百会、四神聪、风府、天柱、风池、丰隆;手法:平针法,得气后留针15min。

2. 杨廉德处方(《中国当代针灸名家医案》) 取穴:百会、四神聪、风府、风池、腰俞、间使;手法:均用平补平泻法,留针半小时,间歇行针3~4次。

3. 葛书翰处方(《中国当代针灸名家医案》) 取穴:大椎、腰奇;大椎穴用

26号1.5寸毫针，进针1寸左右，待有触电样针感传至肢体时立即出针，不留针；腰奇穴用26号2寸毫针，沿皮向上刺入1.5寸左右，局部有酸胀感时，提插2~3次后出针，不留针。隔日1次，2周为1疗程。

第六节　痴　　呆

【概述】

痴呆（dementia）是以呆、傻、愚、笨为主要临床表现的神志病，表现为健忘，不知人物、地点、时间，不能独立料理日常生活，不能与人交往，不能控制情感，或表现为淡漠寡言、反应迟钝、或表现为言辞颠倒、举动不经、哭笑无常。阿尔茨海默病、血管性痴呆属于本病范畴。

【主要病因病机】

本病多因禀赋不足、年迈体虚、久病耗损导致肾精亏虚、气血不足，心神失养，髓海空虚，神明失用。七情内伤、产伤、中风导致痰瘀阻窍而致脑髓失养。

【辨证注意点】

1. 诊断要点　隐匿起病，有明确的认知恶化病史，神经心理学测试评分、fMRI等辅助检查证实早期的显著认知损害。

2. 鉴别诊断　可与癫病、健忘、脏躁等证相鉴别。

3. 辨清先天与后天、新病与久病以利判断疾病预后，根据症状分清虚实。

【辨证思路】

一、首先分清虚实

	虚证	实证
病程	长	短
起病方式	慢	快
诱因	禀赋不充、年迈、久病	情志所伤、产伤、外伤
兼症	神疲、腰酸、纳呆、气短、面色㿠白、脉细弱等	脘腹胀闷、多涎；或面色晦黯、肌肤甲错、舌黯苔腻脉涩等

二、依据兼症及舌脉，辨证分型

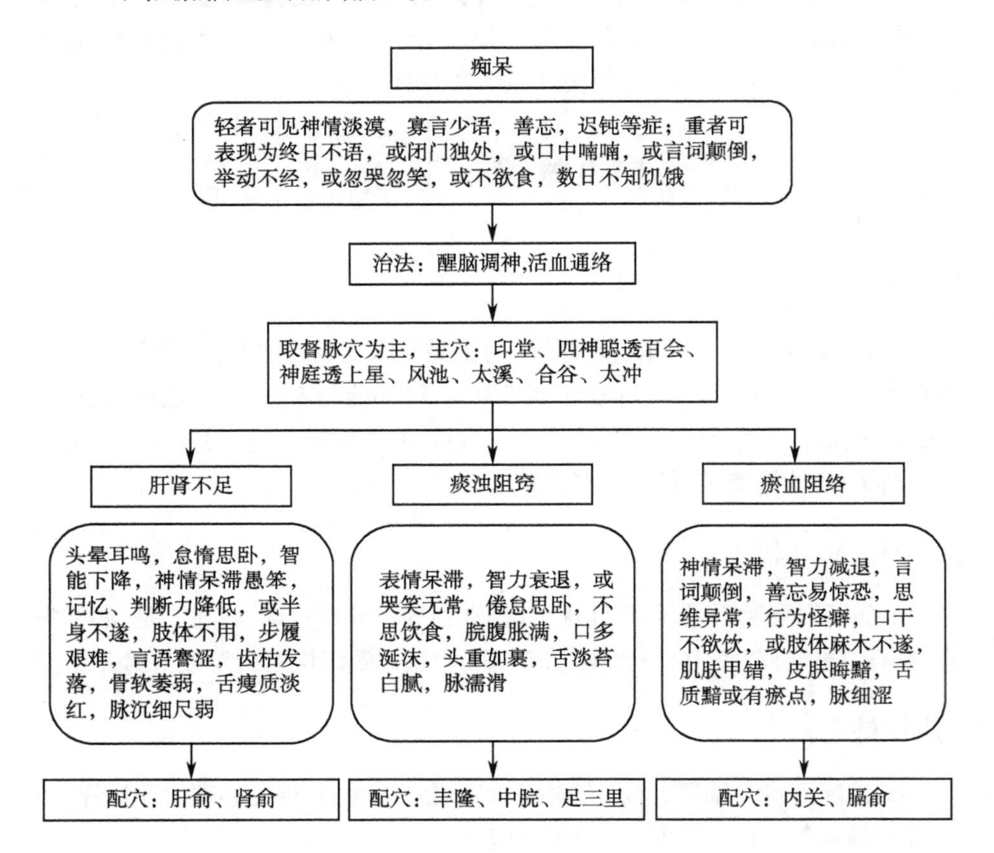

【病例思维程序示范】

仲某，男，58岁，高中毕业。现病史：渐进性近事记忆障碍2年。两月前于浦东新区某医院颅脑CT示：两侧脑室对称性扩大，脑池脑沟增宽。刻下：简易智力状态检查量表（MMSE）10分，静则欲睡，夜寐不酣，时有焦虑，面赤唇黯，苔薄白腻，舌黯红，脉左寸沉弱，右关尤沉。

辨证思维程序：

第一步：首先明确诊断。根据患者渐进性近事记忆障碍2年，刻下MMSE评分10分，符合痴呆诊断标准，故可诊断为痴呆。

第二步：辨证分型。患者静则欲睡，夜寐不酣，时有焦虑，面赤唇黯，苔薄白腻，舌黯红，脉左寸沉弱，右关尤沉，可辨证为痰浊阻窍。

第三步：治疗。因辨为痰浊阻窍，治拟豁痰醒脑，活血通络。

主穴：印堂、四神聪透百会、神庭透上星、风池、太溪、合谷、太冲；

配穴：丰隆、中脘、足三里。

【常用针灸处方、经验穴及操作要点】

1.《玉龙歌》："神门独治痴呆症。"

2.《针灸大成》："失志痴呆：神门、鬼眼、百会、鸠尾。"

3.《针灸资生经》："列缺、膏肓俞，治健忘。"

第七节　郁　　证

【概述】

郁证是以心情抑郁、情绪不宁、胸部满闷、胁肋胀满，或易怒易哭，或咽中如有异物哽塞等为主的一类病证。抑郁症、神经官能症、癔症等可参照本病范畴。

【主要病因病机】

本病多因五脏失常：肝失疏泄，情志内伤和脏气素弱，致肝气郁结，气滞血瘀，气滞湿阻；或日久气郁化火，耗伤阴血，阴虚火旺，而生郁证。脾失健运，肝逆犯脾，或忧思伤脾，脾运失司，痰气交阻，而生郁证。心神失养，久郁暗耗心血，或脾虚气血生化乏源，血不养心，而生郁证。

【辨证注意点】

1. 诊断要点　有郁怒、多虑、悲哀、忧愁等情志史，有抑郁症状，经各系统检查和实验室检查，排除器质性疾病。

2. 鉴别诊断　与癫狂、噎膈、虚火喉痹相鉴别。

3. 辨受病脏腑与六郁　一般而言，气、血、火郁多与肝失疏泄有关，食、湿、痰郁则多与脾失健运有关。

4. 辨虚实　实证分清肝气郁结、气郁化火、痰气郁结；虚证分清心脾两虚、肝肾亏虚。

【辨证思路】

一、抓住主症，注意与其他疾病相鉴别

郁证中的脏躁需与癫狂相鉴别。

	好发人群	发作特点	症状	虚实属性
脏躁	中老年妇女	受精神刺激而间歇性发作，可自行缓解	哭笑无常，多言多虑，善恐欲哭，烘热自汗阵作	多为虚证
癫狂	青壮年，男女均可	发无定时，病程迁延，一般极少自行缓解	沉默痴呆，语无伦次，喧扰不宁，甚则躁妄打骂，裸衣奔跑	多为实证

郁证中梅核气需与噎膈及虚火喉痹相鉴别。

	好发人群	诱发或加重因素	兼症
梅核气	青中年女性	多因心情抑郁而诱发或加重，心情好转或工作愉快、分散精神时可减轻	无咽痛及吞咽困难
虚火喉痹	青中年男性	与感冒、长期烟酒及嗜食辛辣食物有关，与情绪因素无关	伴咽干咽痛、咽痒灼热、无吞咽困难
噎膈	中、老年男性	无诱因，发作呈进行性加重	伴吞咽困难、消瘦等

二、依据兼症及舌脉，辨证分型

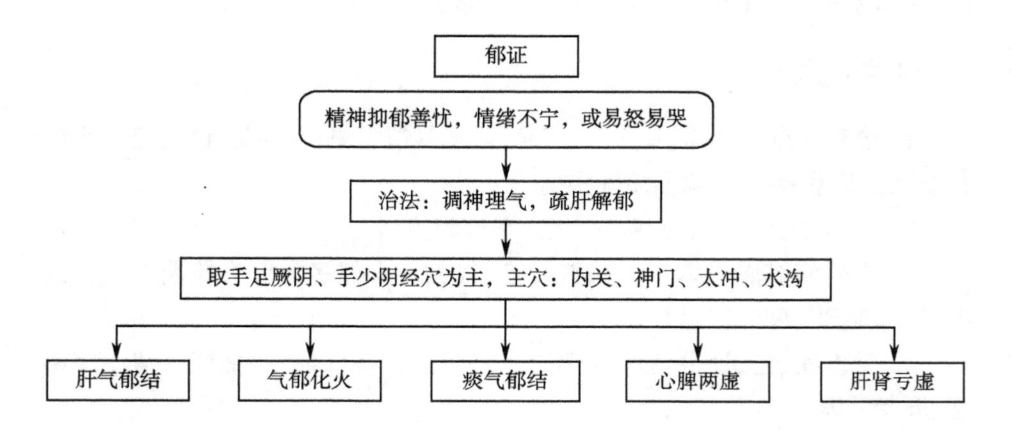

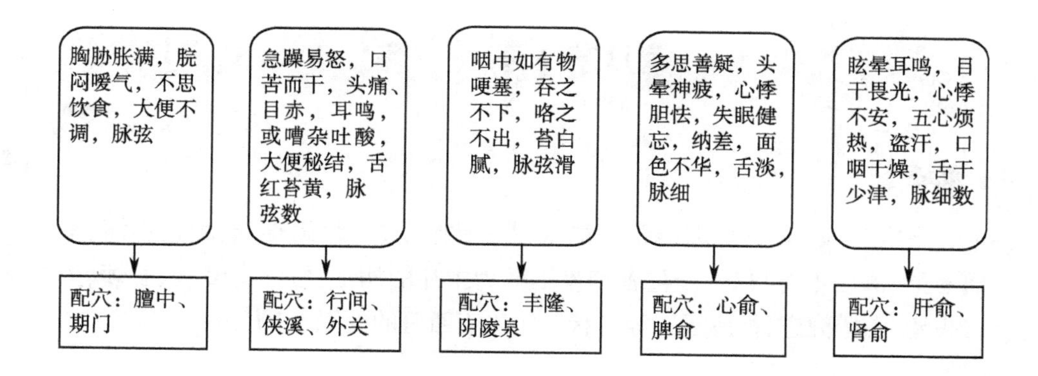

【病例思维程序示范】

男性，71岁，离退人员，自诉：焦虑易怒4年余，加重1个月。

患者4年前因家中琐事受扰后出现精神焦虑、情绪不宁，独自一人时自觉害怕、担忧，未予重视。1个月前再次因家中事务刺激出现情绪波动不稳，时自言自语，急躁易怒；时叹息少言，目赤口苦；易反复思考并偏执于某一事物，常不自主联想到无中生有之事，过分担心、忧虑未发生之事。夜寐差，入睡困难，眠浅多梦。小便次数少，色黄味重，便秘，2~3天一行，舌黯淡，苔黄厚腻，有齿痕，脉弦滑。

辨证思维程序：

第一步：首先明确诊断。患者因家中琐事受扰后出现精神焦虑、情绪不宁，独自一人时自觉害怕、担忧，故可明确诊断为郁证。

第二步：根据患者急躁易怒，目赤口苦，便秘，黯淡舌，苔黄厚腻，脉弦滑，可辨证为气郁化火。

第三步：治疗。选取主穴内关、神门、太冲、水沟，因辨为气郁化火，加配穴行间、侠溪、外关。

【常用针灸处方、经验穴及操作要点】

名中医田从豁教授治疗抑郁症，取大椎齐刺，百会、人中加电针，印堂、膻中、内关（大陵）、神门、丰隆、中脘、巨阙、肓俞、三阴交等。

第八节　不　寐

【概述】

不寐（insomnia）是以经常不能获得正常睡眠，入睡困难，或睡眠不深、睡而易醒、醒后不能再睡，严重者彻夜不眠为主症的病证；常伴有多梦、心烦、头昏头痛、心悸健忘、神疲乏力等症状。相当于西医的失眠。

【主要病因病机】

本病多因情志失常，或心火内炽，或肝郁化火，上扰心神。或因饮食不节，酿生痰热，上扰心神。患者体质素弱，或心虚胆怯，神志不能内守；或先后天不足，肾阴亏耗，心火炽盛，心肾不交；或失血劳倦，损伤心脾，气血不足，心失所养。

【辨证注意点】

1. 诊断要点　参照《循证针灸临床实践指南：失眠》（ZJ/T E011-2014）中相关的诊断标准。《国际疾病分类精神疾病临床述与诊断要点》（ICD-11）中，非器质性失眠症（F51.0）的诊断标准如下：

（1）睡眠紊乱每周至少发生 3 次并持续 1 个月以上；

（2）日夜专注于失眠，过分担心失眠的后果；

（3）睡眠量和 / 或质的不满意引起了明显的苦恼或影响了社会职业功能。

2. 鉴别诊断　与郁病、脏躁相鉴别。

郁病多与情绪变化相关，睡眠异常多为兼症；不寐多由心神失养或邪扰心神所致，病位在心，以睡眠异常为主症；脏躁多由情志、思虑、肝郁化火、阴伤、心脾两虚所致，睡眠不安为次要表现。

3. 辨别虚实　分清心脾两虚、心胆气虚、心肾不交、肝阳上亢、痰热内扰、脾胃不和。

【辨证思路】

一、辨别虚实

根据患者病程、体质、脉象及虚实兼证辨别虚实。

不寐	病程	体质	伴随症状	脉象
实证	短	壮实	心烦易怒,口苦咽干,便秘溲赤	弦滑,数而有力
虚证	长	瘦弱	面色少华,神疲懒言,心悸健忘	细软弱,数而无力

二、依据兼症及舌脉,辨证分型

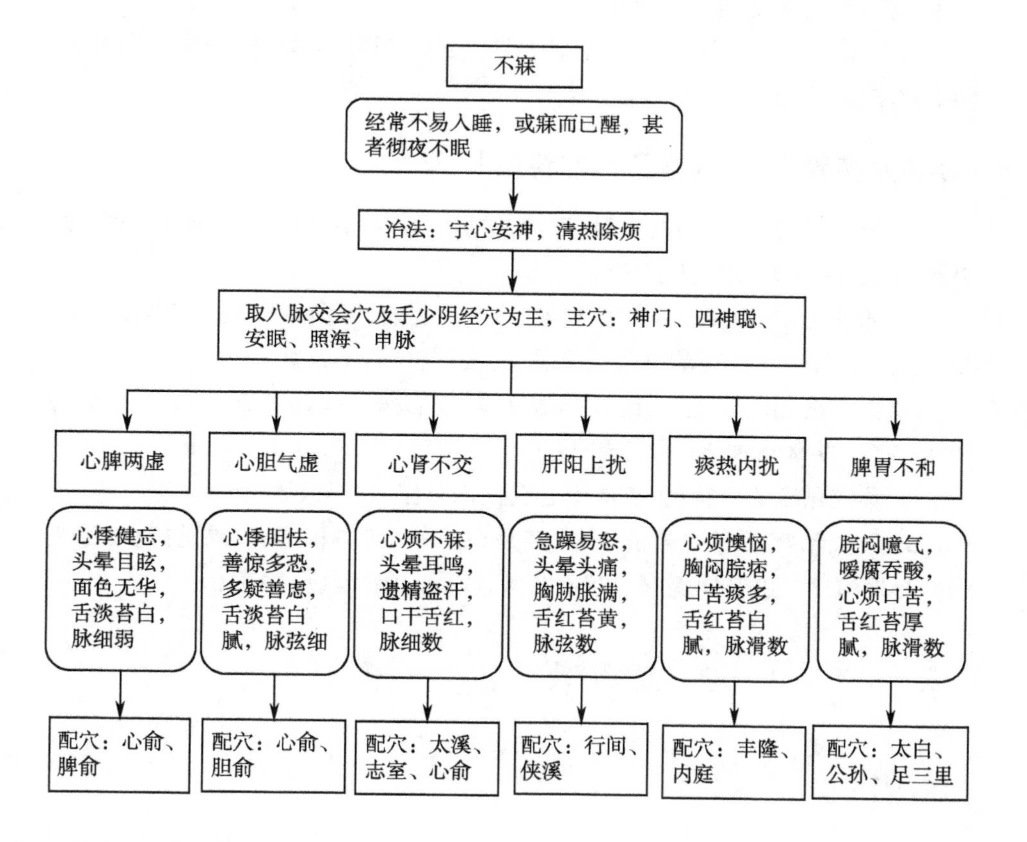

【病例思维程序示范】

李某,女,48岁,2018年6月27日初诊。患者不寐近月余,入睡困难,夜眠4~5h,梦多,白天疲劳、精力缺乏,注意力不集中。咽中有异物感,心悸心慌,烦躁易怒,胸闷脘痞,口苦痰多,舌红,苔薄黄,脉滑数。既往史:无高血压、糖尿病、冠心病等病史。查体:神志清楚,精神可,心肺(-),四肢肌力、肌张力正常。

辨证思维程序：

第一步：首先明确诊断。患者不寐近月余，入睡困难，夜眠4~5h，梦多，故可明确诊断为不寐。

第二步：根据患者白天心悸心慌，烦躁易怒，胸闷脘痞，口苦痰多，舌红，苔薄黄，脉滑数可辨证为痰热内扰。

第三步：治疗。选取主穴神门、四神聪、安眠、照海、申脉，因辨为痰热内扰，加配穴丰隆、内庭。

【常用针灸处方、经验穴及操作要点】

1. 李伯宁处方　取穴：申脉、照海、公孙、太冲；手法：得气同时补照海，泻申脉，公孙、太冲均用泻法。留针30min。

2. 陆瘦燕治疗心肾不交型不寐　取穴：心俞、肾俞、神门、三阴交；手法：心俞，米粒灸，三壮。肾俞、神门、三阴交，提插补泻，不留针。

3. 头穴透刺法　主穴：前神聪透神庭、左右头临泣透左右神聪、后神聪透强间；配穴：络却透通天、承光透曲差。

4. 耳穴贴压法　神门、皮质下、交感、内分泌、枕、心、肾。

5. 针灸治疗不寐效果良好，尤其是在下午或晚间针灸效果更好，要适当配合心理治疗。由其他疾病引起不寐者，应同时治疗其原发病。

第九节　心　　悸

【概述】

心悸（palpitation）是指患者自觉心中悸动，惊慌不安，甚则不能自主的一种病证，常伴胸闷不适、气短无力、神疲懒言等，可见于多种疾病过程中。

心悸范畴包括西医的各种原因引起的心律失常。

【主要病因病机】

本病或因外感六淫，痹阻心脉；或因饮食不节，蕴湿生痰化火，扰乱心神；或因内伤七情，扰动心神；或因体虚年高或久病，气血阴阳亏虚，心失所养。

【辨证注意点】

1. 诊断要点　心悸为主症，脉象可见结脉、代脉、促脉、疾脉、数脉、涩脉、缓脉、迟脉等，结合心电图、动态心电图、运动试验等检查明确诊断。

2. 鉴别诊断　惊悸与怔忡鉴别。

3. 辨证　分清心胆虚怯、心脾两虚、心阳不振、阴虚火旺、心脉瘀阻、水气凌心。

4. 对于临床上因各种病证引起的心悸，则需要查明病因，必要时检查心电图、24h心电监护、心功能检测等，并通过对各种疾病的治疗来纠正心悸的症状。

【辨证思路】

一、区分惊悸与怔忡

	惊悸	怔忡
诱因	多与情绪因素有关，可由惊恐、恼怒、悲哀过度或过度紧张所致	多由久病体虚，五脏虚损所致，无精神因素亦可发生
发病时间	时间短，呈阵发性	时间长，持续心悸，不能自控
发作频率	较低	频繁
性质	实证居多	多虚证或虚实夹杂

注意：惊悸经久不愈，可发展为怔忡。

二、依据兼症及舌脉，辨证分型

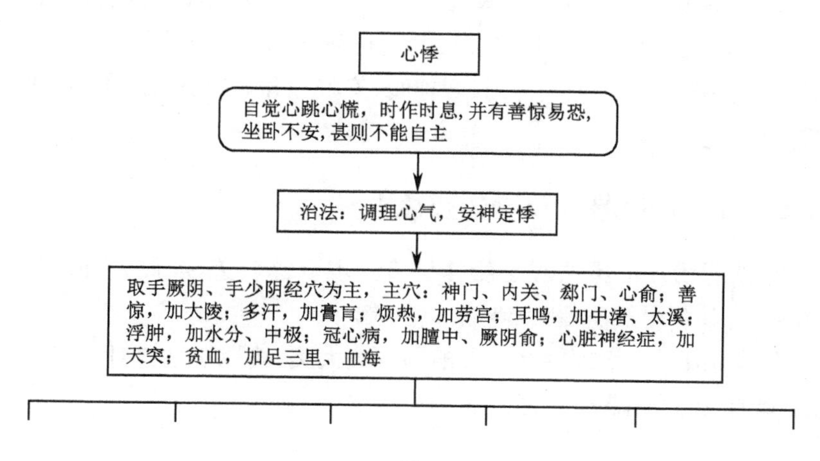

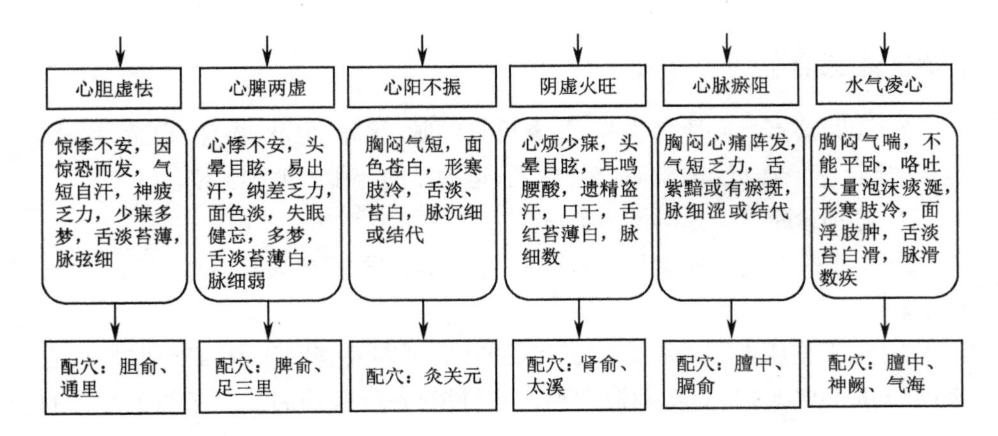

【病例思维程序示范】

患者韩某，女，30岁，以反复发作性心慌半年余为主诉就诊，近半年来反复心慌、胸闷、气急，每次持续约十几分钟，每天均有发作，多于情绪激动时发作，自诉自测心率78次/min，无胸痛，无气短乏力，眠差，梦多，易出汗，纳差乏力，无腹胀腹痛，无反酸嗳气，余均未诉不适，舌淡红苔薄白，脉细弱。查体：BP：125/75mmHg，心率76次/min，律不齐，可闻及期前收缩1~2次/min，各瓣膜听诊区未闻及病理性杂音。余查体未见异常。辅助检查：心电图：①窦性心律；②室性期前收缩。

辨证思维程序：

第一步：首先明确诊断。患者近半年来反复心慌，胸闷，每次持续约十几分钟，每天均有发作，故可明确诊断为不寐。

第二步：根据患者眠差，梦多，易出汗，纳差乏力，无腹胀腹痛，无反酸嗳气，余均未诉不适，舌淡红苔薄白，脉细弱，可辨证为心脾两虚。

第三步：治疗。选取主穴神门、四神聪、安眠、照海、申脉，因辨为心脾两虚，加配穴脾俞、足三里。

【常用针灸处方、经验穴及操作要点】

1. 邓铁涛治疗心脾两虚型心悸处方　取双侧内关、双侧公孙，以上各穴均采用补法，针刺得气后留针30min。

2. 阮少南处方　取穴百会、大椎、心俞、大陵，均以1寸毫针，进针得气后行补法，留针20min，隔日1次。

3. 陈大中处方 取穴中脘、太渊、足三里、公孙，必须依次进针，不能前后颠倒，进针达一定深度后，使用徐疾泻法，留针不少于25min，再用徐疾补法出针，每周针治2次。

第十节 感 冒

【概述】

感冒是肺卫功能失调，出现恶寒发热、鼻塞声重、喷嚏咳嗽、流涕咯痰、头痛身重等一系列不适症状的外感疾病，全年均可发病，尤以春季多见。本病属西医学中普通感冒，急性上呼吸道感染等，不包括流行性感冒。

【主要病因病机】

本病实证多因外感时邪（风寒、风热、暑湿），肺失宣肃，卫表不和。虚证多因体虚受邪（气虚、阳虚、血虚、阴虚），御邪无力，肺卫失和。

【辨证要点】

1. 诊断要点 出现典型的临床症状，恶寒发热、鼻塞流涕，并排除其他疾病的前提下确诊。

2. 鉴别诊断 与风温的早期鉴别。感冒发热大多不高、或不发热，经解表宣肺可汗出热退，多不传变。风温病势急骤，寒战发热甚至高热，汗出后热虽暂降，旋即复起，且多有传变，甚则邪入心包见谵语等症。

3. 辨证要点 区分邪实感冒和体虚感冒，判断邪盛为主还是体虚为主。分病邪：风寒、风热、暑湿各有主症。

4. 辨重症，防传变 普通感冒一般无发热或仅有低热，当体温超过38.5℃时，要考虑重症感冒，重症感冒传变迅速，甚则危及生命，治疗时需要结合药物控制。

【辨证思路】

一、辨病要点抓主症

恶寒发热、鼻塞流涕等。

二、分清邪实感冒和体虚感冒

	邪实感冒	体虚感冒
年龄	青壮年	中老年
病程	短	长
是否易感	否	是
体质	正不虚（无基础疾病）	正虚（气血阴阳不足）

三、感冒辨证思路

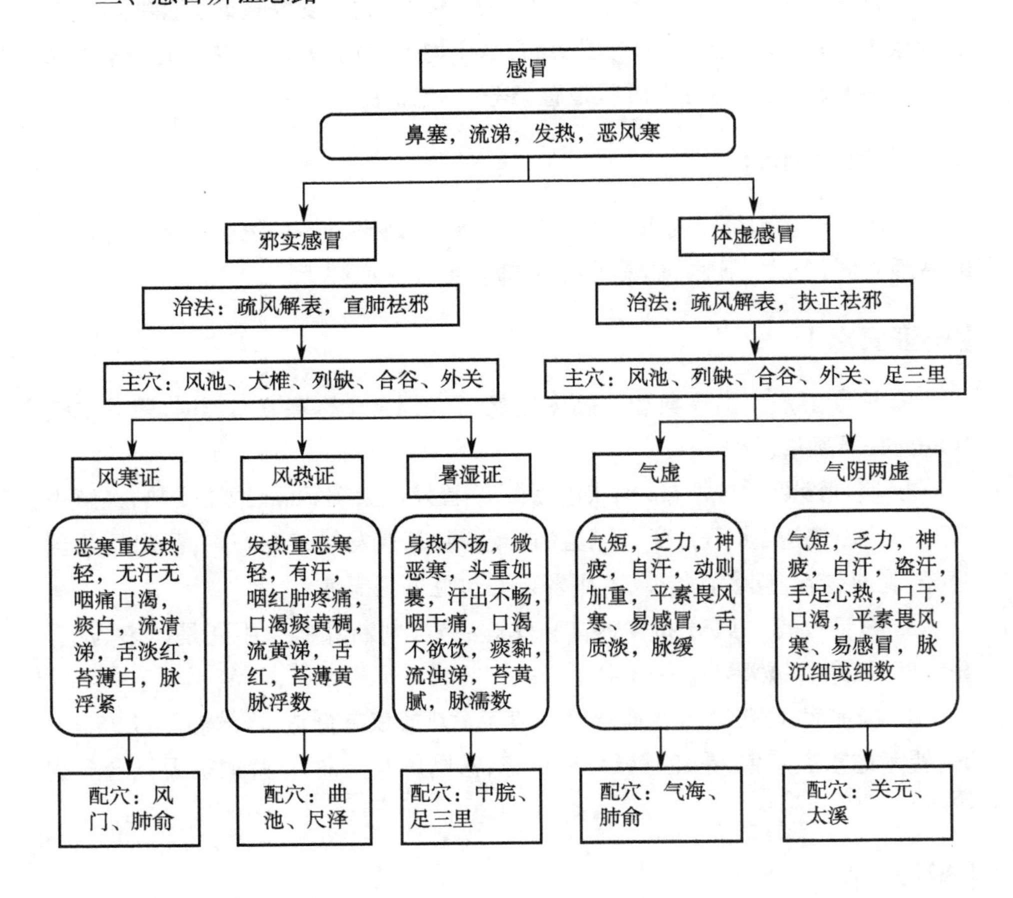

【病例思维程序示范】

黄某，女，31岁，2014年10月13日初诊。咳嗽、头痛3天。3天前劳累受凉后发病，头项强痛，畏风，动辄乏力，患者体胖气短，从小经常感冒。刻诊：患者面色㿠白，神情萎顿，肢体倦怠，咳嗽、头痛频频，咽喉微痒，喷嚏鼻塞，咯痰清稀，略怕冷，无发热汗出，周身酸楚，纳可，便调，夜寐欠安。舌淡红微胖，边有齿痕，苔薄白，脉浮滑无力。辅助检查：血常规示白细胞正常。

辨证思维程序：

第一步：首先明确诊断。患者3天前劳累受凉后出现畏风，喷嚏鼻塞，咳嗽、咽喉微痒，咯痰清稀，头项强痛，动辄乏力，故可诊断为感冒。

第二步：根据患者平素易感冒，经常服药，体胖气短，神情萎顿，动辄乏力，舌淡红微胖，边有齿痕，苔薄白，脉浮滑无力。故辨证为气虚感冒。

第三步：治疗。治拟益气健脾，宣肺散寒。选取主穴风池、尺泽、合谷、外关；配穴肺俞、足三里；轻刺激；伴每日交替艾灸气海、关元。

【常用针灸处方、经验穴及操作要点】

1. 陆氏针灸防治体虚感冒处方　取双侧足三里、百劳穴，补法。

2. 于督脉及双侧膀胱经拔罐祛风除湿有助于缩短病程，风寒证可在风门、大椎、肺俞穴等处加拔火罐；风热证可单独在大椎穴处刺络拔罐。

3. 对于平素易感的体虚感冒，还可艾灸足三里、大椎等穴，以增强体质，缩短病程。

4. 冬病夏治　于肺俞、脾俞处穴位敷贴，减少感冒次数。

第十一节　咳　　嗽

【概述】

咳嗽（cough）既是一个症状，也是独立的一种疾病。有声无痰为咳，有痰无声为嗽，临床上多痰声并见，故以咳嗽并称。本章节仅讨论西医学中上呼吸道感染、急慢性支气管炎、支气管扩张、肺炎等以咳嗽为主症时的情况。

【主要病因病机】

1. 外感　外邪侵袭，主要为风寒、风热、风燥，肺失宣肃、肺气上逆作咳。

2. 内伤　内脏失调，主要为肝脾功能失调于肺或肺脏自病，肺失宣肃、肺气上逆作咳，多与饮食、情志及久病有关。

【辨证注意点】

1. 诊断要点

（1）以咳逆有声，或咳吐痰液为主要临床症状。

（2）急性咳嗽，周围血白细胞总数和中性粒细胞增高。

（3）听诊可闻及两肺野呼吸音增粗，或伴散在干湿性啰音。

2. 鉴别诊断

（1）肺胀：常伴有咳嗽症状，但肺胀有久患咳、哮、喘等病症的病史，除咳嗽症状外，还有胸部膨满，喘逆上气，烦躁心慌，甚至颜面紫黯，肢体浮肿等症，病情缠绵，经久难愈。

（2）肺痨：咳嗽是肺痨的主要症状之一，但尚有咯血、潮热、盗汗、身体消瘦等主要症状，具有传染性，肺部X线或肺部CT检查有助于鉴别诊断。

（3）肺癌：常以咳嗽或咯血为主要症状，但多发于40岁以上吸烟男性，咳嗽多为刺激性呛咳，病情发展迅速，呈恶病质，一般咳嗽病证不具有这些特点，肺部X线片检查及痰细胞学检查有助于确诊。

3. 辨证要点　抓住主要症状，根据咳嗽的病程、起病急缓、发病诱因、有无表证、咳嗽声音、痰的色、质、量的变化等方面区别。

【辨证思路】

一、分清外感咳嗽和内伤咳嗽

	外感咳嗽	内伤咳嗽
病程	短	长
起病速度	快	慢
表证	有	无
诱因	风寒、风热、风燥	饮食、情志，久有肺病

二、审察病机转化，抓准主要证候

在一定条件下，外感咳嗽与内伤咳嗽会相互发生转化：外感咳嗽日久，肺体受损逐渐转化为内伤咳嗽；内伤咳嗽中的肺脏有病，卫外不固，易感受外邪而诱发加重。抓准主要证候，辨证配穴，提高疗效。

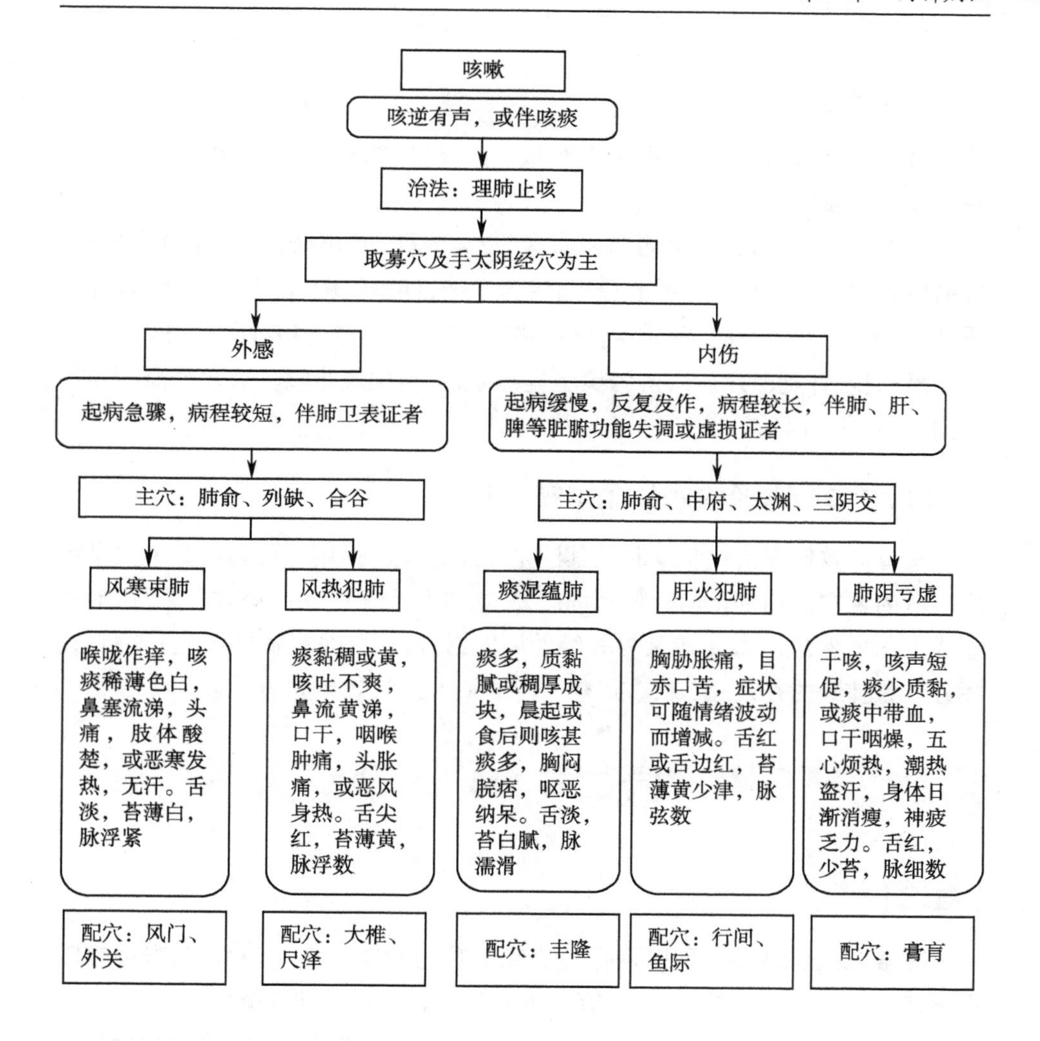

【病例思维程序示范】

王某，女，54岁，因“间断咳嗽半年加重2月”于2016年11月底就诊。患者半年前因受凉后出现咳嗽、发热等症状，于当地医院完善血常规、胸片等检查，提示上呼吸道感染，采用抗生素对症治疗，经治疗后体温正常，但咳嗽症状未明显减轻，仍间断出现剧烈咳嗽，少痰。此后半年中，患者咳嗽症状逐渐变化，由声高、剧烈咳嗽转为久咳，低声咳嗽，无发热，未予重视。近2个月患者自觉咳嗽加重，表现为咳嗽频率较前增加，咳痰较前增多，无恶寒发热，痰色白质清，恶心欲呕，咽痒咽痛，伴少气懒言，不欲饮食，胃脘不适，周身困倦，大便稀溏，舌质淡，苔白略厚，脉沉滑。

辨证思维程序：

第一步：明确诊断。根据患者咳嗽咳痰，可以初步诊断为咳嗽，并应与肺胀、肺痨、肺癌相鉴别。

第二步：进行辨证。患者咳嗽日久，反复发作，咳声低，可辨为内伤咳嗽。根据患者咳痰，色白质清，恶心欲呕，咽痒咽痛，伴少气懒言，不欲饮食，胃脘不适，周身困倦，大便稀溏，舌质淡，苔白略厚，脉沉滑。辨为痰湿蕴肺证。

第三步：针刺治疗。因辨为痰湿蕴肺证，法当化痰止咳。取穴肺俞、中府、太渊、三阴交、丰隆。

【常用针灸处方、经验穴及操作要点】

贺普仁教授在治疗咳嗽时尤其注重特定穴位的运用，他认为，膻中穴是治疗咳嗽的要穴。列缺是治疗外感病的要穴，与足少阴经的照海穴相配，可治疗喉咙方面的疾患。太渊穴又为肺经的原穴，是治疗肺系疾病的要穴；少商、鱼际分别为肺经的井穴、荥穴，在风热外感时用此二穴效果尤为显著。

第十二节　哮　　喘

【概述】

哮喘（asthma）是一种以发作性痰鸣气喘为特征的疾病，发作时喉中哮鸣有声，呼吸气促困难，甚则张口抬肩，不能平卧。病在早期缓解后可一如常人，病在晚期则仍有哮喘持续。哮喘又分哮病和喘病，“喘不兼哮，哮必兼喘”，故一般统称哮喘，可见于多种急慢性疾病的过程，本章节仅讨论西医学中支气管哮喘，喘息型支气管炎等。

【主要病因病机】

1. 外邪侵袭　主要是外感风寒或风热之邪，影响肺气宣降，以致津液不布，聚液生痰，内伏于肺。

2. 体虚久病　脾胃不足，饮食不当，运化失司，痰湿内生，上干于肺；病后体弱，肺气耗损；或先天不足，肾气亏虚，气不化精，痰饮内生；久病伤阴，阴虚火旺，炼液成痰。

【辨证注意点】

1. 诊断要点

（1）发作时喉中哮鸣有声，呼吸困难，甚则张口抬肩，不能平卧，或口唇指甲紫绀，呈反复发作。

（2）两肺可闻及哮鸣音，或伴有湿啰音。

（3）有过敏史或家族史。

（4）常因气候突变、饮食不当、情志失调、劳累等因素诱发，发作前多有鼻痒、喷嚏、咳嗽、胸闷等先兆。

（5）理化检查：血嗜酸性粒细胞可增高；痰液涂片可见嗜酸性粒细胞；胸部X线片检查一般无特殊改变，久病可见肺气肿征。

2. 鉴别诊断　与支饮相鉴别。

支饮虽然也有痰鸣气喘的症状，但多系慢性咳嗽经久不愈，逐渐加重而成。其病势时轻时重、发作与间歇界限不清、咳和喘重于哮鸣，与哮病之间歇发作、突然发病、迅速缓解、哮吼声重而咳轻，或不咳等有显著的不同。

3. 辨证要点　辨分期、定病情、明病位。

【辨证思路】

一、辨分期

哮喘分为急性发作期、慢性持续期和临床缓解期。发病不同时期的针灸治疗原则完全不同，需区别后选择不同的治疗方案。

二、定病情

哮喘发作期病情严重程度分为四级，具体为间歇状态（1级），轻度持续（2级），中度持续（3级），重度持续（4级），主要用于初始治疗时严重程度的判断。一般情况下，哮喘急性发作期的中重度患者不推荐单用针灸治疗。

三、明病位

哮喘缓解期需辨明病位，补肺、健脾、益肾应选择不同穴位与疗法。

四、辨证论治

针灸治疗哮喘的干预时机主要在慢性持续期和临床缓解期，可发挥中医“缓则治其本”“标本同治”的优势。而急性发作期，针灸通常是配合药物治疗，不推荐单独使用。

五、哮喘发作期辨证思路

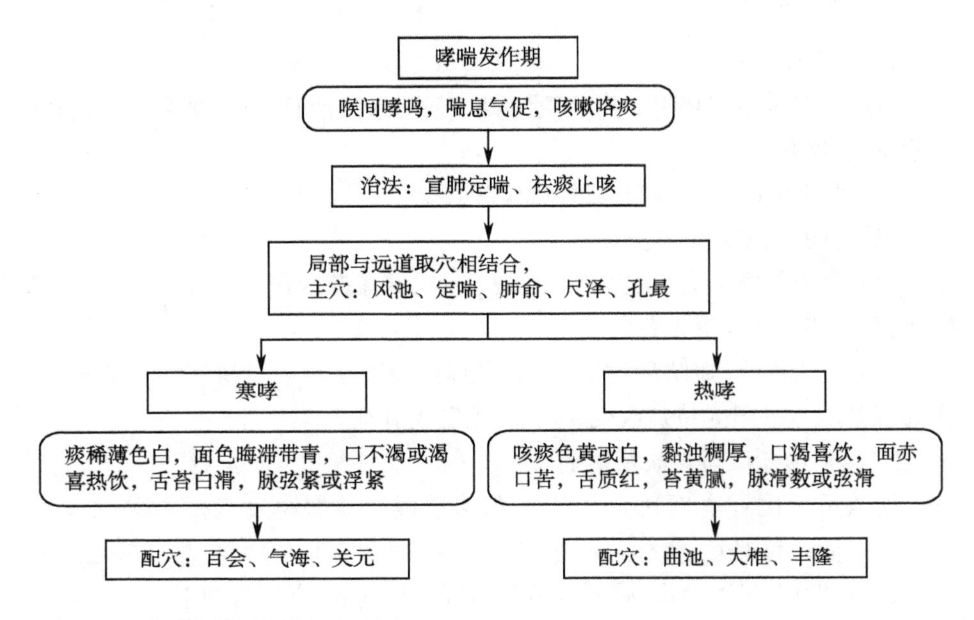

六、哮喘缓解期辨证思路

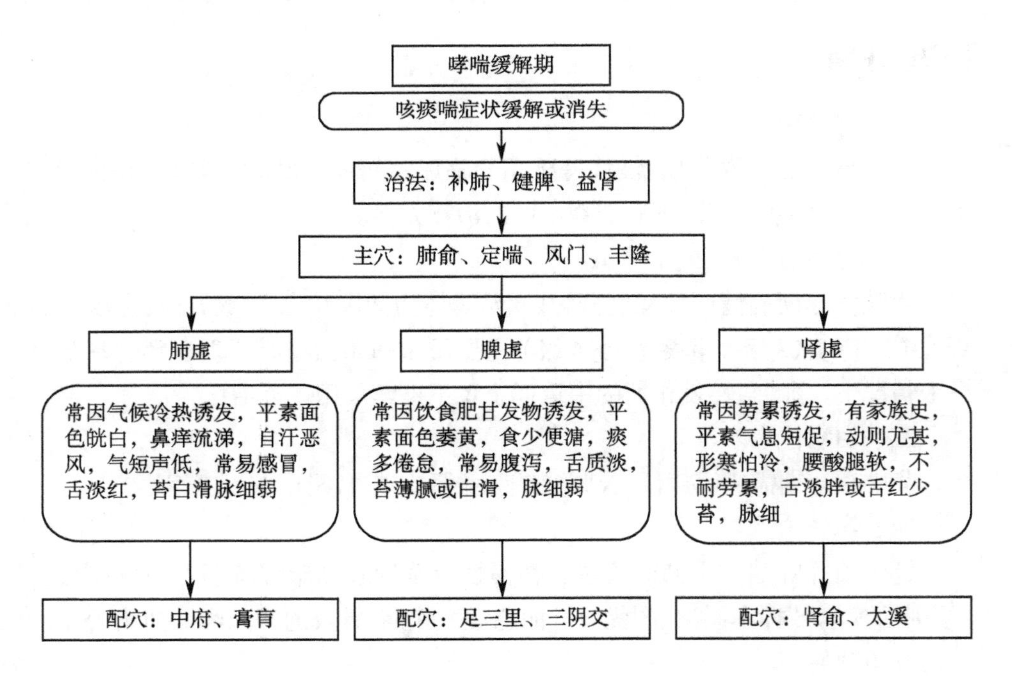

【病例思维程序示范】

黄某，男，41岁，2015年10月12日初诊。哮喘1周余。自幼有哮喘发作史，1周前外感诱发，动则气喘，喉中痰鸣，痰黄黏稠，身热心悸，汗出湿衣，口渴喜冷饮，腰酸腿软，夜寐欠安，舌偏红，脉弦滑，X线片检查为肺气肿表现。

辨证思维程序：

第一步：明确诊断分期。患者1周前外感诱发，动则气喘，喉中痰鸣，痰黄黏稠，自幼有哮喘发作史，舌偏红，脉弦滑，X线片检查为肺气肿表现，故诊断为哮喘发作期。

第二步：定病情，分证型。患者哮喘状态定为2级，可用针灸治疗。另喉中痰鸣，痰黄黏稠，身热心悸，汗出湿衣，口渴喜冷饮，舌偏红，脉弦滑，为热哮佐证。

第三步：进一步相关检查。需做血常规、痰培养排除患者有无继发肺部感染，可行肺功能检测以了解患者气道阻塞及肺功能情况，病情加重时予动脉血气分析为了解患者缺氧和二氧化碳潴留程度。

第四步：确定治法。

治法：宣肺定喘、清热祛痰。

选穴：风池、大椎疏风清热，定喘、肺俞、尺泽宣肺定喘，丰隆清热化痰。

【常用针灸处方、经验穴及操作要点】

1. 常用穴位　哮喘的针灸治疗既要辨证施治，热者宜针，寒者宜灸，也要分清诊断分期，发作时宜针，缓解时宜灸。哮喘久发多与阳虚有关，“久发中虚，又必补益中气之法”，哮喘缓解期艾灸大椎、身柱、膏肓、肺俞、天突、膻中、灵台、足三里，预防哮喘复发。

2. 常用辅助治法　艾灸、拔罐、穴位敷贴、穴位注射、穴位埋线等治疗方法多运用于哮喘缓解期辅助治疗，以辨证取穴为主，有一定的多样性和地域特色。

第十三节　胃　痛

【概述】

胃痛(stomachache)又称胃脘痛，临证以心窝部以下、脐以上的胃脘部疼痛为主症，或伴有脘胀、纳呆、反酸、嘈杂、恶心呕吐等症的一种病证。可见于西医学中的急慢性胃炎、消化性溃疡、功能性消化不良、胃下垂、胃癌等胃部疾病。

【主要病因病机】

胃痛的发生主要是由于寒邪客胃、气机郁滞，饮食不节、脾胃受损，情志失畅、肝胃不和，久病体虚、脾胃虚弱等因素，影响了胃气的和降，导致气机不畅，而致胃痛。

【辨证注意点】

1. 诊断要点　抓住主症，凡以上腹胃脘部疼痛为主症者即可诊断为胃痛。结合临床辅助检查如胃镜、X线片钡餐、腹部B超、上腹部CT等明确诊断。

2. 鉴别诊断　与心痛相鉴别。

心与胃的位置相近，心痛亦常涉及心下，出现胃痛的表现，故应高度警惕，防止胃痛与心痛，尤其是防止胃痛与真心痛之间发生混淆。胃痛多发生于青壮年，疼痛部位在上腹胃脘部，其位置相对较低，疼痛性质多为胀痛、隐痛，痛势一般不剧，其痛与饮食关系密切，常伴有吞酸、嗳气、恶心呕吐等胃肠道症状，纤维胃镜及病理组织学等胃的检查异常；心痛多发生于老年，其痛在胸膺部或左前胸，其位置相对较高，疼痛性质多为刺痛、绞痛，有时剧痛，且痛引肩背及手少阴循行部位，痛势较急，饮食方面一般只与饮酒饱食关系密切，常伴有心悸，短气，汗出，脉结代等心脏病症状，心电图等心脏检查异常。

3. 辨证要点　区别胃痛实证与虚证。根据患者胃痛诱因(饮食生冷、暴饮暴食、情志、劳累)、胃痛的性质(得温痛减、空腹痛、烧灼样痛、食后胀痛、刺痛、隐痛)等辨虚实。

【辨证思路】

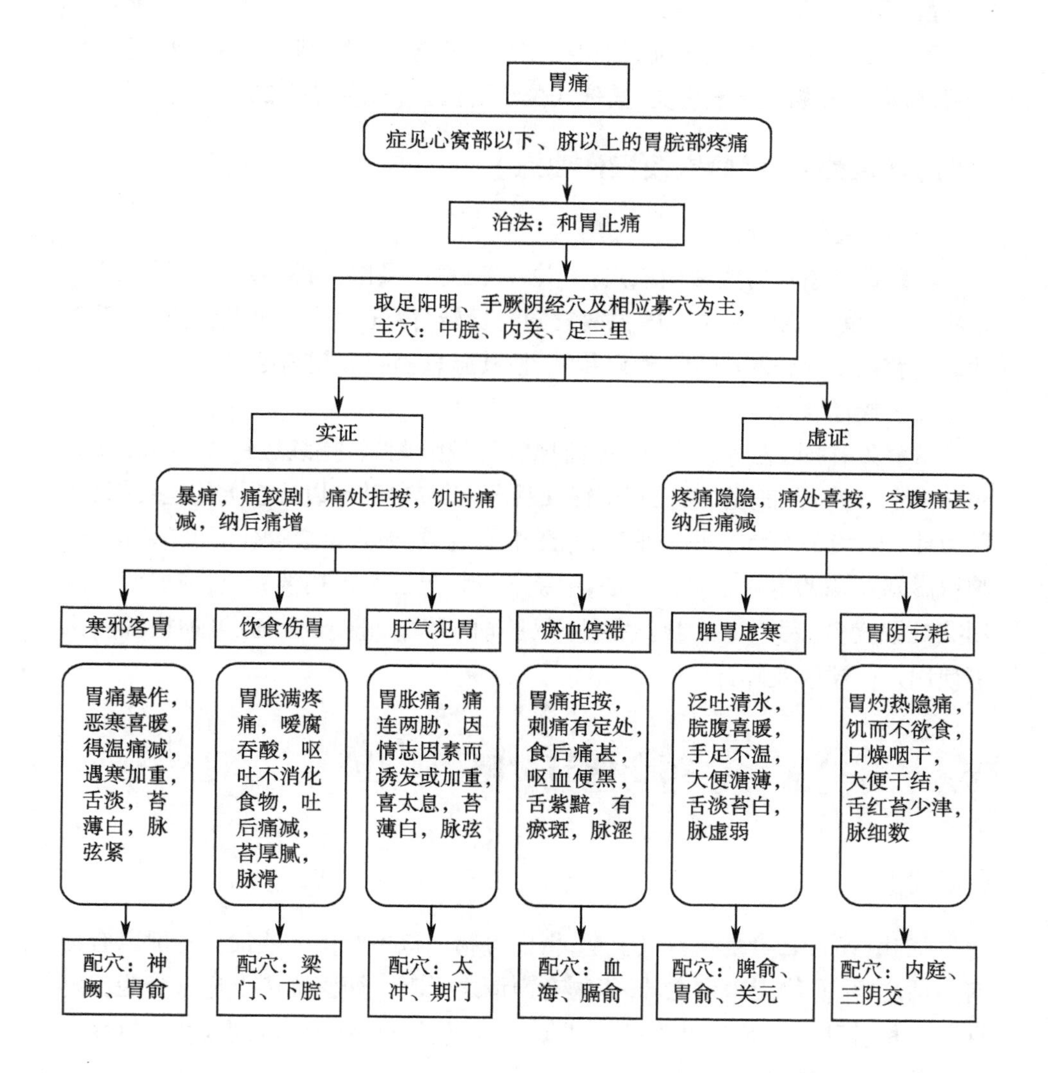

【病例思维程序示范】

仰光华侨巨商郭先生，年40余，患胃中剧痛，痛时连续达40h，四肢逆冷，面色晄白，服各种止痛药片，毫无寸功，脉之弦紧，沉按有力，舌苔薄白。

辨证思维程序：

第一步：明确诊断。患者胃中剧痛，可以诊断为胃痛。

第二步:辨证。患者中年男性,痛为突发,四肢逆冷,面色㿠白,舌苔薄白,脉弦紧。为寒邪客胃之征象。

第三步:治疗。根据辨证,治拟祛寒和胃止痛,选用中脘、内关、足三里,配神阙、胃俞。神阙穴予隔姜灸,其他穴位予泻法,得气后留针 20min。

【常用针灸处方、经验穴及操作要点】

一、常用针灸处方

陆氏针灸治疗胃痛常用取穴:内关、足三里。操作:内关$_{双}$,针芒行气,结合弩法,足三里$_{双}$,烧山火法。内关两穴同时捻转,得气后针芒向上斜插,右手持针重重斜插 1 寸,按针不动,静以待气,按其脉息稍起。复刺足三里。

二、操作要点

胃痛发作时,先针远端穴,提插捻转行较强刺激,持续运针 1~3min,每隔 5min 行针 1 次;足三里、梁丘直刺得气后向上斜刺行针,以针感上传至腹部、胃部为佳;再针局部穴位,平补平泻,刺激不宜过强。余穴常规操作。可结合电针,脾胃虚寒及寒邪客胃者可用灸法,中脘、气海、足三里可用温针灸,或取背部穴用艾炷隔姜灸,每穴 3~5 壮。背部穴(脾俞、胃俞、肝俞、膈俞)可加拔罐。另可使用穴位注射及耳针。

第十四节　呕　　吐

【概述】

呕吐(vomiting)是指胃气上逆,胃内容物从口中吐出的病证。一般以有物有声谓之呕,有物无声谓之吐,无物有声谓之干呕。西医临床上通常分为反射性与中枢性两类。反射性呕吐主要见于消化系统疾病及耳眼疾病,中枢性呕吐主要见于颅脑疾病、药物反应或中毒等。

【主要病因病机】

1. 外邪、饮食、痰饮、气郁等邪气犯胃,致胃失和降,胃气上逆而发;

2. 气虚、阳虚、阴虚等正气不足,使胃失温养、濡润,胃失和降,胃气上逆所致。

【辨证注意点】

1. 诊断要点　依据《中医内科病证诊断疗效标准》:

(1) 呕吐食物残渣,或清水痰涎,或黄绿色液体,甚则兼夹少许血丝,一日数次不等,持续或反复发作。

(2) 伴有恶心,纳谷减少,胸脘痞胀,或胁肋疼痛。

(3) 多有骤感寒凉,暴伤饮食,劳倦过度或情志刺激等诱发因素。或有服用化学制品药物,误食毒物史。

(4) 上腹部压痛或有振水声。肠鸣音增强或减弱。

(5) 呕吐控制后,胃肠 X 线片及内镜检查可明确病变部位及性质。

(6) 血查肝、肾功能,电解质,血气分析,B 超查探肝、胆、胰等有助于鉴别诊断。

2. 注意呕吐与反胃的类证鉴别。反胃往往表现为朝食暮吐,而呕吐往往发无定时。

【辨证思路】

一、确诊

抓住本病特点,明确诊断。

二、辨虚实

根据发病缓急、病程、病因、呕吐物的状态以及伴随症状等,可分辨本病的邪正虚实情况。一般起病急,病程较短,发病因素明显,呕吐量较多,呕吐物多酸臭,形体壮实脉多实而有力者多为实证;起病较缓,病程较长,或表现为时作时止,发病因素不甚明显,吐出物不多,无酸臭,常伴精神疲乏,倦怠乏力脉弱无力等症者,多为虚证。

三、根据本病诱因,辨别证型

受寒饮冷而吐者,多为外邪犯胃;暴饮暴食而吐者,属食积内停;饮食不节,饥饱无常而吐者,多为脾胃虚弱,或痰饮内停;由情志诱发者,多为肝气犯胃;久病体虚而吐者,多为脾胃虚弱,或虚实夹杂。

四、辨证论治

根据不同病邪特点,分为不同证型的呕吐进行治疗。

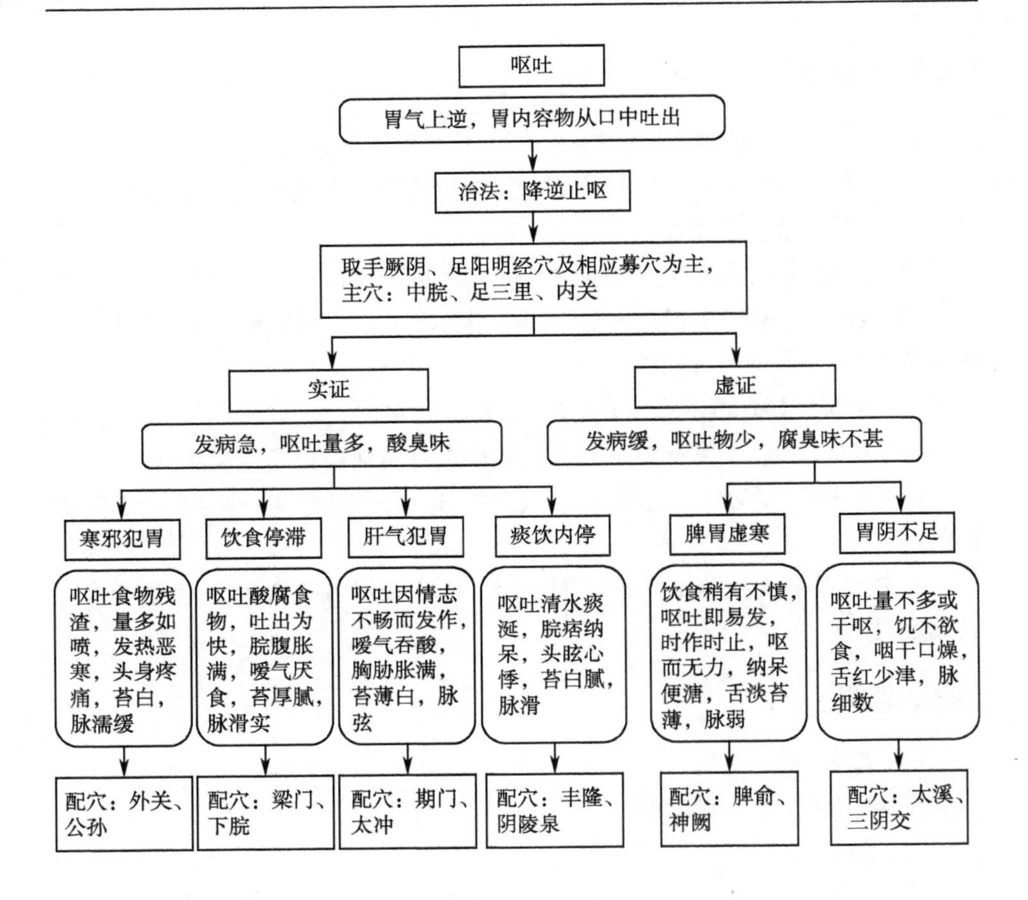

【病例思维程序示范】

程某，男，25岁。初诊：1994年10月12日。主诉：阵发性呕吐20余年。现病史：据其母述，患者自幼喜食后呕吐，或呕吐胃内容物，或呕吐黏痰样物，几乎每天发生，甚则每天2~3次，均为食后，尤以午餐后为著，伴有嗳气不舒，脘腹胀满，纳食尚可，食后脘闷迟消，二便尚调，夜寐安。两太阳穴处疼痛、发木感，颈项紧而不适，曾服中西药无显效。查胃镜示：胃黏膜脱垂。

辨证思维程序：

第一步：明确诊断。根据患者呕吐频繁反复，可诊断为呕吐。

第二步：辨证。追问病史长期情志不舒，诊查舌脉显示舌红苔薄白，脉弦。患者呕吐伴头痛两太阳穴处疼痛明显，嗳气不舒，脘腹胀满，脉弦，可辨证为肝气犯胃。

第三步:治疗。针对辨证,治拟降逆和胃疏肝,选用中脘、足三里、内关,配合期门、太冲。毫针刺法,行泻法。

【常用针灸处方、经验穴及操作要点】

一、陆瘦燕常用针灸处方

取穴:天突、中脘、攒竹、阳白;操作:刺天突穴,其吐即止;更刺中脘穴,以和胃气;攒竹、阳白穴,明目清脑。结合内服生姜汁。

二、操作要点

多采用毫针刺法。呕吐发作时,内关强刺激,持续行针 1~3min,中脘用平补平泻法,刺激不宜过强。神经性呕吐,可在进食后 30min 内呕吐未作前针刺双侧内关,行针时嘱患者深呼吸 2~3 次。可结合灸法:脾胃虚寒者,艾条温和灸 10~15min 或隔姜灸 4~5 壮。另可采用耳针及穴位注射。

第十五节　呃　　逆

【概述】

呃逆(hiccup)是以胃中之气上冲喉间,呃呃连声,声短而频,不能自制为主症的一类病证,古称“哕”,又称“哕逆”,俗称打嗝。西医学称之为膈肌痉挛,膈肌局部、膈神经或迷走神经受刺激皆可引起,分为器质性呃逆和非器质性呃逆。

【主要病因病机】

本病有虚实寒热之异,实者多气痰火郁所致,虚者有脾肾阳虚与胃阴不足之别。常因饮食不节、情志不遂或人体正气亏虚而引起,胃失和降,气逆动膈是呃逆发生的主要病机。

【辨证注意点】

1. 诊断要点　根据主症特点,注意本病为单独发生或见于其他疾病当中。对于持续性呃逆,必要时行胃镜及腹部 CT 检查以明确诊断。

2. 鉴别诊断　注意分辨自限性呃逆和持续性呃逆。一般而言,自限性呃逆见于健康人群,而持续性呃逆多提示有器质性疾病基础。

3. 辨证要点　根据呃逆的声音及状态,以辨别呃逆的虚实情况。

【辨证思路】

一、确诊

抓住本病特点，明确诊断。

二、辨虚实

根据呃逆声音响亮与否、是否有力，以及持续时间，可分辨其虚实情况。实证呃逆呃声响亮或沉缓、气冲有力，持续不止。虚证呃逆呃声低弱、气冲无力，时断时续。

三、辨证型

根据本病诱因，辨别证型。过食生冷，胃腑受寒，易致胃中寒凝；七情所伤，为气机郁滞；饮食辛辣，多为胃火上逆；年老体弱，久病大病，常为脾胃阳虚或胃阴不足等虚证呃逆。

四、论治

抓住兼证特点，分为不同证型的呃逆进行治疗。

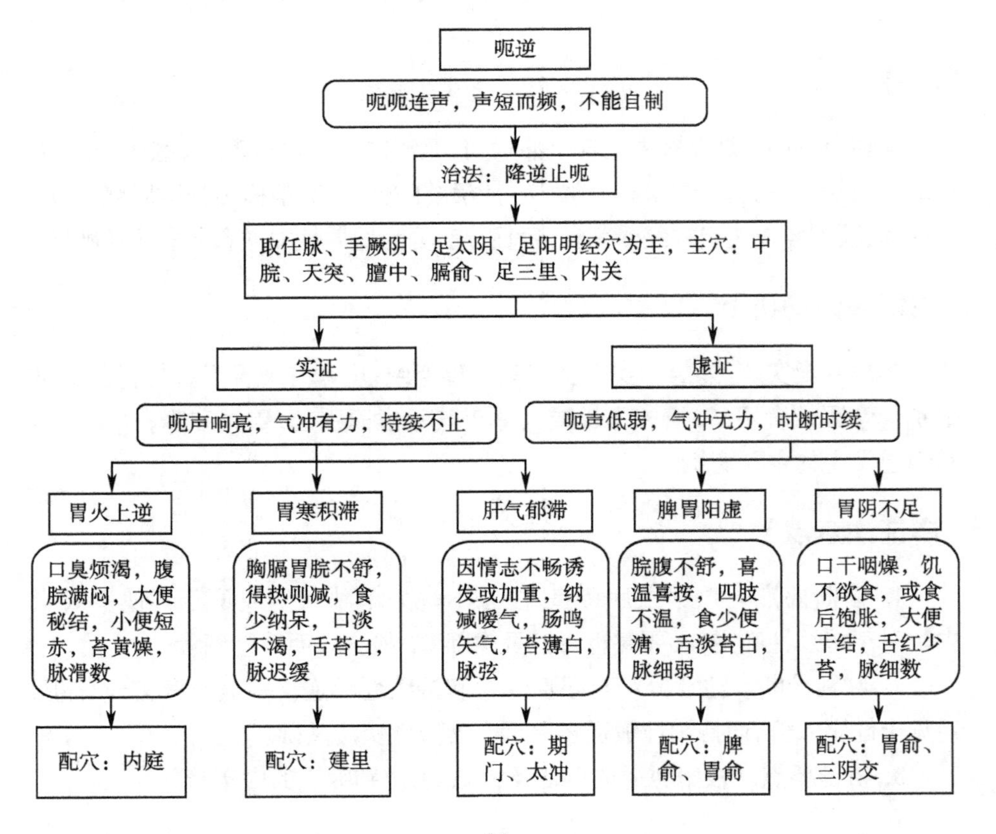

【病例思维程序示范】

某,男,60岁,法国人。初诊:1963年3月18日。患者自诉呃逆发作频繁,精疲力尽,胸闷痛。胃脘疼痛,喜按,呃声沉缓,两尺脉细沉,关脉紧。

辨证思维程序:

第一步:明确诊断。根据患者呃逆频繁、胃脘不适,可诊断为呃逆。

第二步:辨证。患者呃声沉缓,喜按,精疲力尽,属于虚证,追问病史得知口干、食后饱胀、大便干结,结合关脉紧为阴虚内热,可辨证为胃阴不足。

第三步:治疗。针对辨证,治拟降逆和胃养阴,选用天突、中脘、膻中等局部穴及足三里、内关,配合胃俞、三阴交,毫针刺法,三阴交行补法。

【常用针灸处方、经验穴及操作要点】

一、陆瘦燕常用针灸处方

取穴:天突、中脘;操作:毫针刺法,中脘施以补法。结合降逆和胃中药内服。

二、操作要点

多采用毫针刺法。可结合电针、灸法等:在双侧内关、足三里加用电针。胃寒积滞、脾胃阳虚者,可于中脘、胃俞、脾俞、命门等穴可采用灸法。其他可采用耳针及穴位敷贴。

第十六节　泄　　泻

【概述】

泄泻(diarrhea)是指以大便次数增多,质稀溏或如水样等为主症的一类病证。主要包括西医学的急、慢性肠炎或肠功能紊乱等疾病。

【主要病因病机】

泄泻的发生常与感受外邪、饮食所伤、情志失调、病后体虚及禀赋不足等因素有关。病位在肠,主病之脏属脾,并与胃、肝、肾密切相关,脾病湿盛是致病关键,基本病机为脾失健运,肠道传导失司,清浊不分,相夹而下。

【辨证注意点】

1. 诊断要点　依据中华人民共和国中医药行业标准《中医内科病证诊断疗效标准》。

（1）大便稀薄或如水样，次数增多。可伴腹胀腹痛等症。

（2）急性暴泻起病突然，病程短。可伴恶寒、发热等症。

（3）慢性久泻起病缓慢，病程较长，反复发作，时轻时重。

（4）饮食不当、受寒凉或情绪变化可诱发。

（5）大便常规可见少许红、白细胞，大便培养致病菌阳性或阴性。

（6）必要时做X线钡剂灌肠或纤维肠镜检查。

2. 鉴别诊断　与痢疾鉴别。

两者均有大便次数增多，粪质稀薄的症状。泄泻以大便次数增多，粪质稀薄，甚至泻出如水样为主症，其大便中无脓血，也无里急后重，腹痛也或有或无；痢疾以腹痛，里急后重，便下赤白脓血为主症。

3. 辨证要点　根据病势的轻重缓急与病程长短、泻下之物、腹痛情况不同，常分为寒湿困脾证、肠道湿热证、食滞胃肠证、肝气郁滞证、脾气亏虚证、肾阳亏虚证（五更泻）。

【辨证思路】

一、抓住主症

见排便次数增多，粪便稀薄或如水样可明确诊断。

二、辨急性与慢性

根据病情发生的缓急辨为急性泄泻与慢性泄泻。

三、辨证论治

根据粪便的色、质、量、味、泄泻的诱因，症状加重及缓解的因素及兼症辨证论治。

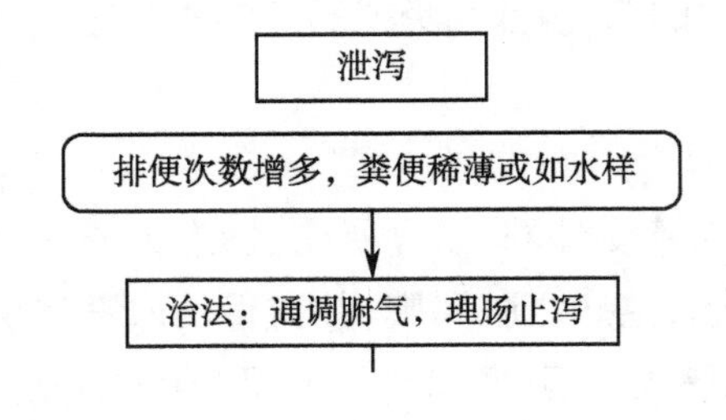

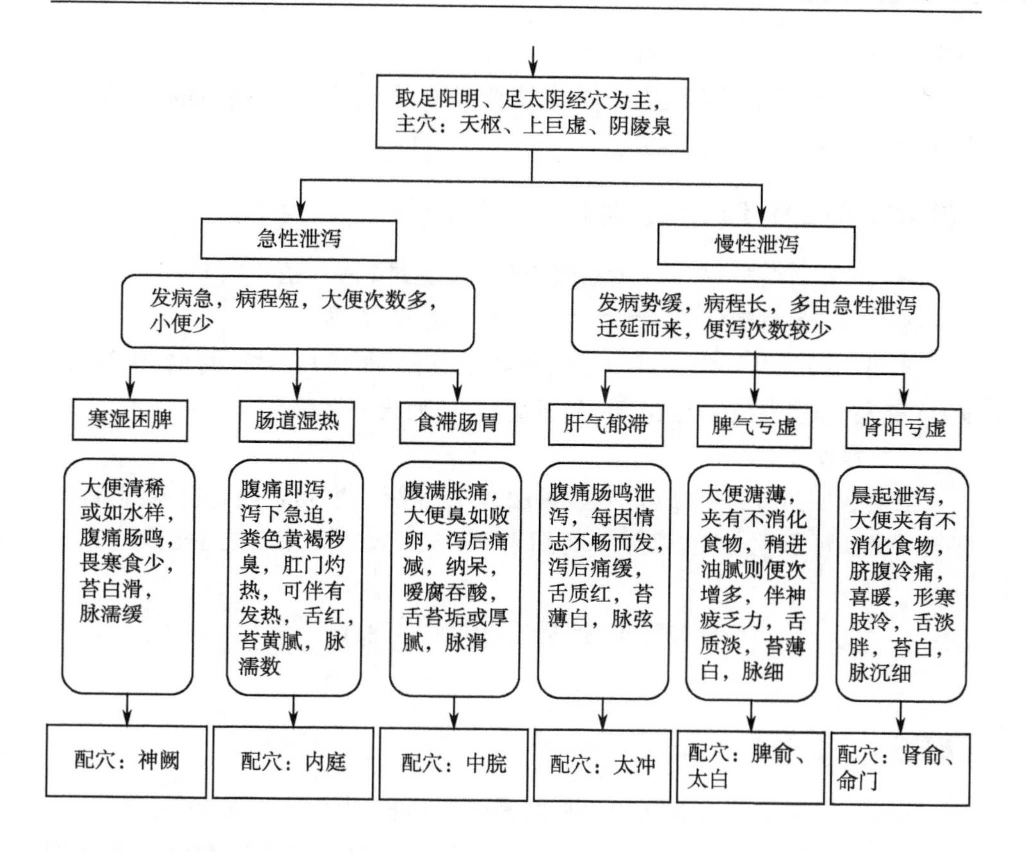

【病例思维程序示范】

张某，女，43岁，1988年3月2日初诊。主诉：大便溏泄偶伴腹痛14年，加重2月。初诊：14年前因忧思劳累，饮食不节，出现食后腹痛，大便溏泄，尤以进食油腻后为甚，有时大便一日数行，食欲不振。2个月前，因偶食油腻，旧症又发。刻下：患者形体消瘦，呈疲倦面容。查体：右下腹有压痛，腹胀，粪常规未见红细胞、白细胞；下消化道造影：慢性结肠炎；刻下见舌红，苔白微腻，脉沉细。

辨证思维程序：

第一步：明确诊断。根据患者排便次数增多，粪便溏泄可以诊断为泄泻。

第二步：患者大便溏泄反复发作14年，为慢性腹泻。

第三步：辨证。食后腹痛，大便溏泄，尤以进食油腻后为甚，有时大便一日数行，食欲不振，结合苔脉，可辨证为脾气虚弱。

第四步：治疗。针对辨证，治拟健脾益气疏利传导，选用天枢、上巨虚、阴陵泉、脾俞、太白。操作:毫针补法。

第五步:调摄与生活指导。注意饮食调理,忌食生冷、辛辣、油腻之品,注意饮食卫生。

【常用针灸处方、经验穴及操作要点】

一、常用针灸处方(出自《陆瘦燕金针实验录》——五更泻)

神阙、关元、气海穴、肓俞、中注、四满、大赫穴、脾俞。

神阙、关元、气海穴,以固任脉,使收纳有权,而坚其肠壁;肓俞、中注、四满、大赫穴,以坚肾气,湿散沉寒;针补脾俞穴,使统率有权。

二、操作要点

根据虚实辨证选择毫针泻法、补法或平补平泻法,可加电针。寒湿困脾、脾气亏虚及肾阳亏虚可用灸法。神阙用隔姜灸。尚可采用穴位注射及耳针。

第十七节　便　　秘

【概述】

便秘(constipation)是指以排便间隔时间延长,大便干结难解为主症的一类病证,临床较为常见。相当于西医学的功能性便秘、盆底排便障碍、便秘型肠易激综合征等。本节主要论述功能性便秘。

【主要病因病机】

本病的发生多因饮食不节、情志失调、年老体虚、感受外邪所致;病位主要在肠,与脾、胃、肺、肝、肾等脏腑功能失调有关;基本病机为大肠传导失常,实则多由热结、气滞、寒凝,导致肠腑壅塞,邪阻行便;虚则常因气血阴阳亏虚,气虚则行便无力,阴虚、血虚,肠失濡润,无水行舟。

【辨证注意点】

1. 诊断要点　依据中华人民共和国中医药行业标准。

(1) 排便时间延长,2 天以上 1 次,粪便干燥坚硬。

(2) 重者大便艰难,干燥如栗,可伴少腹胀急,神倦乏力,胃纳减退等症。

(3) 排除肠道器质性疾病。

2. 鉴别诊断　与肠结相鉴别。

肠结多为急症，因大肠通降受阻所致；表现为腹部疼痛拒按，大便完全不通，且无矢气和肠鸣音，常伴有呕吐。便秘多为慢性疾病，因大肠传导失常所致；表现为腹部胀满，大便干结艰涩，可有矢气和肠鸣音，或有恶心呕吐，食纳减少。

3. 辨证要点　根据患者的饮食习惯、生活习惯，粪质、排便情况的不同，常分为肠道实热证（热秘）、肠道气滞证（气秘）、肺脾气虚证（虚秘）、脾肾阳虚证（冷秘）、阴虚肠燥证。

【辨证思路】

一、抓住主症，明确诊断

见大便秘结不通，排便艰涩；并临床需结合肛门指检、肠镜等检查以明确诊断。

二、辨寒热虚实

根据病因病机、排便情况及临床兼症辨寒热虚实，重视舌脉。

三、辨证论治

根据感受不同病邪的特点，分为不同证型的便秘进行治疗。

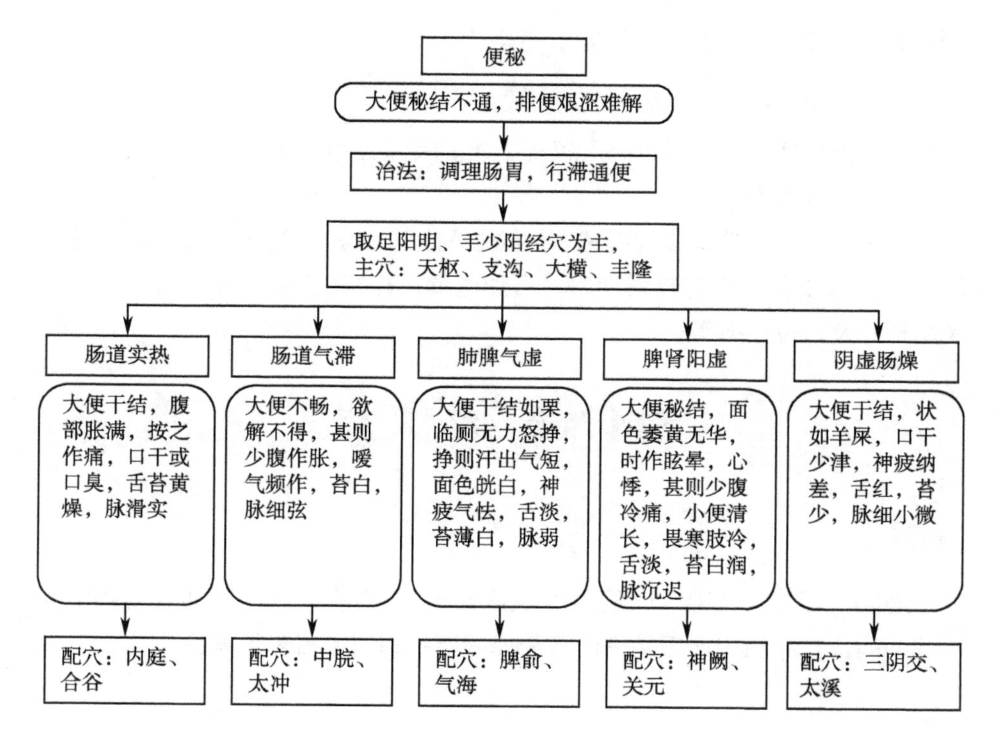

【病例思维程序示范】

张某,女性,71岁,1997年10月27日初诊。病史:患者5年前始大便不畅,每隔2~3天排便1次,排便困难。曾服用麻仁润肠丸、通便灵等多种药物治疗,用药则排,停药即止。近6个月便秘加重,每隔3~4天排便1次,排便非常困难,常伴自汗,体倦,腹胀脘痞,纳谷不香,神疲气短。舌质淡苔白,脉沉无力。

辨证思维程序:

第一步:明确诊断。根据患者大便秘结不通,排便时间延长,排便困难可以诊断为便秘。

第二步:辨证。患者年老体弱,常伴自汗体倦,腹胀脘痞,纳谷不香,神疲气短,属肺脾气虚,通降传导功能减弱,糟粕不行,故虽有便意而临厕努挣乏力,汗出气短,结合苔脉,可辨证为肺脾气虚(虚秘)。

第三步:治疗。针对辨证,治拟益气健脾通便,选用天枢、大横、支沟、丰隆、脾俞、气海。针用补法。

【常用针灸处方、经验穴及操作要点】

一、常用针灸处方

秦亮甫教授常用尺泽、鱼际,每日1次。尺泽针用泻法。

二、操作要点

根据虚实辨证选择毫针泻法、补法或平补平泻法,天枢等腹部穴位可适度深刺至腹部或盆腔内有较强针感。可加电针。冷秘、虚秘可使用灸法。尚可采用耳针及穴位注射等。

第十八节　癃　　闭

【概述】

癃闭是以排尿困难,小便量少,点滴而出,甚则小便闭塞不通为主要临床表现的病证。相当于西医学中因各种原因所致的尿潴留和无尿症。

【主要病因病机】

1. 外感邪毒，饮食不节，尿路阻塞，致三焦气化功能失常（上焦肺热失宣，中焦湿热不化，下焦热壅），终致膀胱气化不利。

2. 劳倦久病，年老肾亏，七情内伤，致脾气不升，命门火衰，终致膀胱气化无权。

【辨证注意点】

1. 诊断要点　有典型排尿困难症状，若腹胀明显、小便欲解不出为尿潴留；无排尿感觉、腹部叩诊无明显充盈征象则为无尿症；结合肛门指诊、B超、CT、膀胱镜等检查可确诊。

2. 鉴别诊断　与淋证、关格相鉴别。淋证以尿频且疼痛为特征，尿量多正常；而癃闭无排尿刺痛感。关格是二便不通与呕吐并见，而癃闭无呕吐及大便不通。

3. 辨证要点　区分虚实，实证应分清湿热、气结与瘀血；虚证分清脾虚与肾虚。

【辨证思路】

一、区分癃与闭

“癃”是指小便不利，点滴而短少，病势较缓；“闭”是指小便闭塞，点滴不通，病情更重，病势较急。

二、区分实与虚

根据小便不畅或不通时患者全身伴随症状区分实证与虚证。

	实证	虚证
起病	急	慢
病程	短	长
症状	尿流窘迫、小便短赤灼热	尿流无力、小便清长
病因	湿热、瘀血、气滞	脾气不足、肾阳亏虚
舌脉	苔黄、脉弦数	舌淡、苔白、脉细

三、癃闭辨证取穴

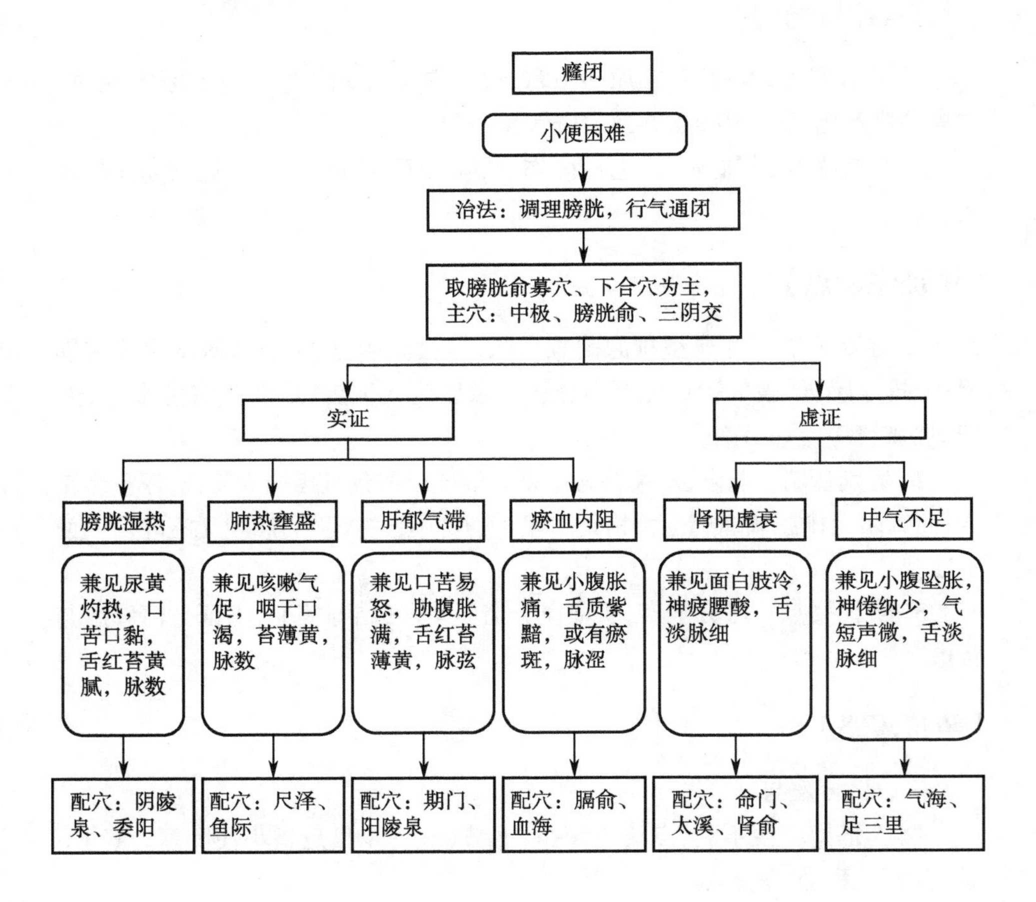

【病例思维程序示范】

刘某,男,51岁。初诊:1962年12月7日。患者1950年曾腰椎骨折,十余年来小便频数,小便短少,欲解不解,尿质浑浊,大便不坚,脉诊细弦而数,两尺有虚浮之象,右足太溪沉微甚于左足,冲阳独盛,太冲弦大,舌胖苔垢腻,按脐下有悸动应指,小腹弛软,虚里无跳动,背俞无明显压痛,唯命门、阳关重按有酸胀之感。

辨证思维程序:

第一步:明确诊断。根据患者小便频数,排尿不畅,小便短少,无排尿不能,属癃闭证中癃证范畴。

第二步：明辨虚实。患者年过半百，10年前曾腰椎骨折，督脉受损，膀胱气化失司，小便短少频数，为下元虚惫，肾气不固，脉细双尺虚浮，太溪脉沉微，无小便短赤灼热，当属癃闭虚证。但患者小便混浊，苔垢腻，冲阳独盛，太冲弦大，脉细弦而数，为湿热下注而致，系虚中夹实之证。

第三步：治疗。治拟调理膀胱，益肾通闭。

主穴：中极、膀胱俞、水道，用泻法；

配穴：阴谷、太溪、腰阳关，用补法。若急性尿潴留，气海、中极用强刺激。

【常用针灸处方、经验穴及操作要点】

1. 刘立公等检索62种针灸古籍中治疗癃闭的内容进行统计，结果显示，涉及癃闭治疗的文献共264条，常用经络为任脉、膀胱经、肾经、肝经、脾经、胃经。常用腧穴有关元、阴陵泉、神阙、阴谷、石门、大敦、三阴交、小肠俞、委阳、曲骨、水道、照海、行间、气海、足三里、大肠俞、太冲、阴交。

2. 尿潴留现代针灸腧穴多取下肢部、腹部和腰背部腧穴，其中下肢部腧穴以脾经腧穴为主，如三阴交、阴陵泉、足三里、太冲等；腹部和腰背部腧穴以中极、关元、气海、曲骨、膀胱俞、肾俞、次髎等为多。

3. 针灸不适合治疗因尿道及膀胱器质性疾病引起的梗阻性尿潴留。

第十九节　尿　失　禁

【概述】

尿失禁(urinary incontinence)指在清醒状态下小便不能控制而自行流出的一种疾病，属中医“小便不禁”范畴。西医学的压力性尿失禁可参照本节。

【主要病因病机】

1. 禀赋不足、老年肾亏、产后病后体虚致肾气亏虚、膀胱不固。

2. 暴受惊恐、外伤手术等致下焦瘀滞、膀胱气化失约。

【辨证注意点】

1. 诊断要点　参照中华医学会妇产科学分会妇科盆底学组《女性压力性尿失禁诊断和治疗指南》：

（1）喷嚏、咳嗽、大笑或运动等腹压增高时出现不自主的尿液自尿道口漏出。

（2）尿动力学检查：充盈性膀胱测压时，在腹压增高而无逼尿肌收缩的情况下出现不随意的漏尿。尿常规阳性或存在下尿路症状者中段尿培养阳性。

2. 鉴别诊断　与淋证相鉴别。淋证可有尿失禁的症状，但多伴排尿涩痛，少腹拘急，甚则尿血等症状。尿失禁反复出现尿路感染的症状亦可见淋证的表现。

3. 辨证要点　分清虚实，虚证尿失禁尿液色清，实证尿失禁尿液浑浊。

【辨证思路】

根据小便失禁时患者全身伴随症状区分实证与虚证。

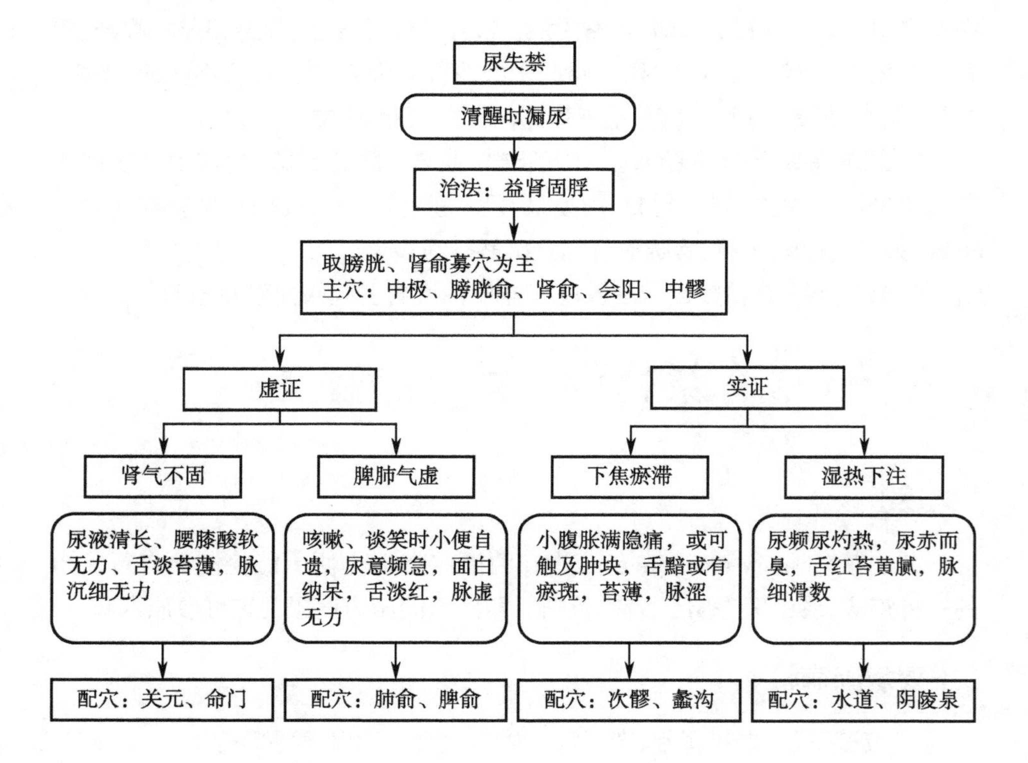

【病例思维程序示范】

胡某，女，72 岁。主诉：咳嗽、打喷嚏、大笑或行走时漏尿 5 年余，加重 1 个月。于 2013 年 4 月 29 日就诊。患者自述 5 年前因劳累出现咳嗽、打喷嚏或大笑时漏尿，伴头晕、乏力，外出活动需垫尿垫。患者因担心漏尿平时饮水较少，平均24h饮水量≤600ml，未系统治疗。患者否认患有严重的心、脑、肝、肾及造血系统和精神疾病。实验室检查：尿常规正常；最大尿流率：70ml/s。膀胱B超提示：膀胱未见明显残余尿。1h尿垫试验漏尿量：2.1g，属轻度尿失禁。症见：面色苍白，头晕纳呆，少气乏力，舌质淡，脉沉细。

辨证思维程序：

第一步：明确诊断。根据患者咳嗽、喷嚏、大笑、行走时漏尿，属清醒状态下小便不自主流出，患者在腹部压力增高时发生，可诊断为压力性尿失禁。

第二步：分清虚证、实证。患者小便自遗仅发生在咳嗽、喷嚏、谈笑耗气时，属肺脾气虚，三焦气化不利，膀胱失约。脾肺气虚，输化无权，气血不足，不能上荣于面，故面色少华；不能濡养肢体，故神倦乏力。肺气虚则少气懒言，脾气虚则纳呆，舌淡苔薄，脉细少气。

第三步：治疗。辨证为肺脾气虚，膀胱失约，当以补脾益肺，益肾固脬。

主穴：中极、膀胱俞、肾俞、会阳、中髎、三阴交；

配穴：肺俞、脾俞。

方义：中极与膀胱俞是俞募配穴法，可调理膀胱气机，增强膀胱对尿液的约束能力。肾俞为肾的背俞穴，可补肾止遗，增强肾的封藏功能。会阳，会督脉阳气于膀胱，入尾间，膀胱受此阳热之气则气化有权，开阖自主。中髎乃疏利水液之要枢，会阳承天部阳气，中髎利地部水液，一阴一阳互利为用，相生而取则水道通利，开关自守。肺俞、脾俞可补脾益肺，通调三焦。三阴交是足三阴经的交会穴，诸穴相配，可益肾固脬。

【常用针灸处方、经验穴及操作要点】

1. 电针中髎、会阳穴治疗女性压力性尿失禁　取穴方法：中髎穴取0.30mm×75mm针从第三骶后孔向前内30°~45°刺入50~60mm，会阳穴从尾骨尖旁开0.5寸向略上外方刺入施捻转提插手法致得气。

2. 肾气不足型尿失禁　采用两组交替治疗：气海、关元、水道；肾俞、中膂俞、会阳、委阳。

3. 骶四针　取穴方法：患者取俯卧位，根据阴部神经走向，选择尾骶部4个针刺穴位（骶四穴）。上两针刺穴位位于双侧骶尾关节旁，采用0.40mm×100mm毫针直刺，针刺深度80~95mm，使针感放射到尿道或肛门。下两针刺穴位位于双侧尾骨尖旁开0.5cm，采用0.40mm×（100~125）mm毫针向外侧（坐骨直肠窝近会阴神经方向）斜刺，针刺深度为90~110mm深，使针感放射到尿道。

4. 欧洲泌尿外科学会（EAU）于2017年更新发布了成人尿失禁指南　推荐通过各种电刺激方法（≥3月）锻炼盆底肌治疗女性压力性或复杂性尿失禁（ⅡA级）。

第二十节　阳　痿

【概述】

阳痿是指男子阴茎痿而不举，举而不坚，坚而不久的病证。相当于西医学的男子勃起功能障碍（erectile dysfunction）。

【主要病因病机】

1. 思虑忧郁，损伤心脾，以致宗筋失养而成阳痿。
2. 惊恐伤肾，恐则气下，阴器不用，渐致阳痿。
3. 手淫房事过度，肾精耗衰，命门火衰而成阳痿。
4. 紧张肝郁，致肝肾失和，宗筋失养，弛缓不振。
5. 酒食不节，脾胃受损，湿热下注，而致宗筋弛纵，阳事不举。

【辨证注意点】

1. 诊断要点　参照中国中西医结合学会男科专业委员会《勃起功能障碍中西医结合诊疗指南（试行版）》：

（1）根据病史：男子未到性功能衰退年龄，在性生活过程中出现阴茎不能勃起或勃起不坚，影响正常性生活；

（2）专科检查评估外生殖器及局部神经反射；

（3）辅助检查观察雄激素水平。

2. 鉴别诊断　区分心理性和神经性。心理性患者常有精神创伤或焦虑、抑郁等病史，且在某些特定情况下如手淫可正常勃起。神经性患者阴部神经通路的结构和功能的完整性遭到破坏，查体可见肛指反射、海绵体肌反射减弱或消失，反射性阴茎勃起减弱和消失。

3. 辨证要点　辨脏腑、辨经络。本病病位在宗筋，与心、肝、肾脏腑关系密切，与心、肝、脾、肾经络密切相关。

【辨证思路】

一、确诊

根据主症明确诊断。

二、病位

阳痿病在宗筋，着重辨证分析心、肝、脾、肾症状，以便明确诊断。

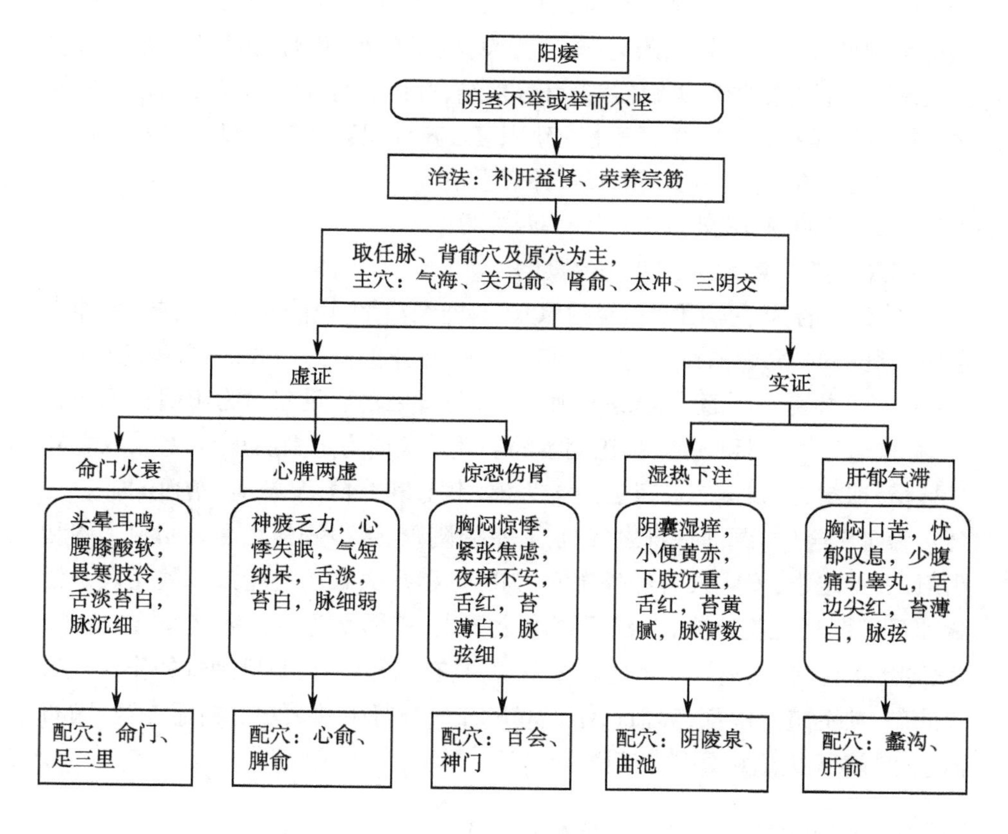

三、针灸治疗同时需配合心理治疗、精神疏导。

【病例思维程序示范】

缪某，男，30岁，因“阴茎不能勃起6个月”就诊。诉6个月前因工作压力大，睡眠不足而行房时突然出现阴茎痿软不起，其后每于行房时阴茎不能勃起，曾多次求治，服用众多中西药无效，睡眠亦未有改善，每夜仅能睡 3~4h，常于凌晨 4 时左右醒来，醒后不能再入睡，精神甚为苦恼。经人介绍，遂求助于针灸治疗。症见：阳痿不举，头晕耳鸣，腰膝酸软，失眠健忘，情绪抑郁，胸胁胀满，烦躁易怒，善太息，舌淡，苔薄白，脉弦细。

辨证思维程序：

第一步：首先明确诊断。6个月前因工作压力大，睡眠不足而行房时突然出现阴茎痿软不起，其后每于行房时阴茎不能勃起可明确诊断。

第二步：辨脏腑、经络。患者因长期工作压力大，七情损伤，肝气郁结，故见情绪抑郁，胸胁胀满，烦躁易怒，善太息；气郁化火，消烁肾阴，肾精亏耗，故见头晕耳鸣，腰膝酸软，失眠健忘；肝气郁结，肝血运行失畅，不能灌溉宗筋，加之肾精亏耗，阴损及阳，肝郁肾虚而致阳痿。辨证属肝郁肾虚型。

第三步：治疗。治拟疏肝通络，补肾生精。

主穴：太冲、三阴交、关元、百会、四神聪；

配穴：合谷、太溪、足三里、安眠穴。

方义：合谷为手阳明大肠经的原穴，有通经活络、镇静安神的功效，太冲为足厥阴肝经的原穴，有疏肝理气、调理气血、补肝益肾的功效，两穴相配（又称“四关穴”）共奏疏肝通络、调理气血、补肝益肾之功。足三里为阳明胃经的合穴，有疏通经络、调和气血、扶正固本的功效。太溪为足少阴肾经原穴，取之补肾填精，遗精，失眠健忘。足三里与太溪相配，既补精，又补血，精血同补。百会穴为督脉经穴，调理一身之气机，有平衡阴阳、镇静安神之功。四神聪调和阴阳，安神定志，安眠穴为经外奇穴，为临床治疗失眠的经验穴。关元穴是任脉和足三阴经之交会穴，为培元固本之要穴，三阴交为足三阴经交会穴，肝、脾、肾诸疾皆治，主治男女生殖泌尿系病，具有调补肝肾，疏肝理气的作用。诸穴同刺，共奏疏肝解郁，养血通络，镇静安眠，补肾生精之功。精血充盈，输布畅达，宗筋得以灌注、滋养而阳事乃兴。

【常用针灸处方、经验穴及操作要点】

1. 陆瘦燕采用烧山火手法治疗因惊恐引起的阳痿　取然谷、三阴交、太溪、胆俞、命门施烧山火手法，气海、关元、大赫用银针施补法后针尾烧艾7壮，共治疗12次，痊愈。

2. 肝气郁结型患者穴取肝俞、八髎、三阴交、关元；肾精亏虚型患者穴取肾俞、八髎、太溪、关元，均针刺得气后采用长约2.0cm的清艾条行温针灸，每穴2壮，每日治疗1次，每次约40min，10次为一疗程，疗程间休息2天，治疗3

个疗程后评定疗效。结果总有效率为81.0%。

3. 取会阴穴、阳痿穴（为奇穴，位于腰俞穴与长强穴之间的凹陷中）为主，配关元、三阴交、命门、中极、太溪、次髎等治疗121例性功能障碍患者。针刺操作：阳痿穴针刺时针尖向下刺入25mm左右，针感向下至前阴部或会阴部放射疗效最佳；会阴穴直刺25mm左右，针感在会阴部或前阴、盆腔内。

4. 中国中西医结合学会指南推荐针灸治疗功能性勃起功能障碍。取穴以任脉、足太阴经穴及相应背俞穴为主。主穴：关元、三阴交、肾俞。配穴：肾阳不足配命门、太溪；惊恐伤肾配志室、胆俞；心脾两虚配加心俞、脾俞、足三里；湿热下注配曲骨、阴陵泉；肝郁气滞配太冲、内关；失眠多梦配内关、神门、心俞；食欲不振配中脘、足三里；腰膝酸软配命门、阳陵泉。针刺时选用30号毫针，针刺得气后行平补平泻法，隔3~5min行针1次。每日针刺1次，单侧取穴次日交换，7天为1疗程，2疗程间隔7天，需连续治疗3~5个疗程。

第二十一节　消　渴

【概述】

消渴是以多饮、多食、多尿为主症，或小便甘甜为特征的疾病，又称糖尿病。根据临床表现特征不同可分为上消、中消、下消，以口渴多饮为主者为上消，以消谷善饥为主者为中消，以小便多而频或浑浊者为下消。相当于西医学的糖尿病、尿崩症等。

【主要病因病机】

五志过极，心火偏亢，消烁肺阴，以致口渴多饮，发为上消。

嗜食肥甘，脾胃积热，化燥伤津，以致消谷善饥，发为中消。

纵欲不节，肾精亏耗，封藏失职，以致尿多而混，发为下消。

本病基本病机为阴虚燥热。

【辨证注意点】

1. 诊断要点　参照中华医学会糖尿病学分会《中国2型糖尿病防治指南》：

（1）有三多一少临床症状；

（2）辅助检查：静脉血浆空腹血糖、随机血糖、OGTT后2h血糖或糖化血红蛋白高于正常值；

（3）有家族史。

2. 鉴别诊断　应与口渴症、瘿病相鉴别。

（1）口渴症：可出现于多个疾病过程中，尤以外感热病为多见，但这类口渴随其所患病证的不同而出现相应的临床症状，不伴多食、多尿、尿甜、瘦削等症状。

（2）瘿病：亦可出现多食易饥、形体日渐消瘦，类似消渴的中消，但还伴心悸、眼突、颈部一侧或两侧肿大、情绪易激动等症状，且无消渴病的多饮、多尿、尿甜等症。

3. 辨证要点　区分上消、中消、下消。本病虽在肺、胃、肾，但以肾最为关键。有时上、中、下消会同时出现。

4. 熟悉了解本病的并发症，并及时加以预防治疗。常见的并发症有疮疖痈疽、白内障、水肿、胸痹、中风、坏疽、厥脱等。

【辨证思路】

区分消渴病在肺、胃、肾病变脏腑的症状特点

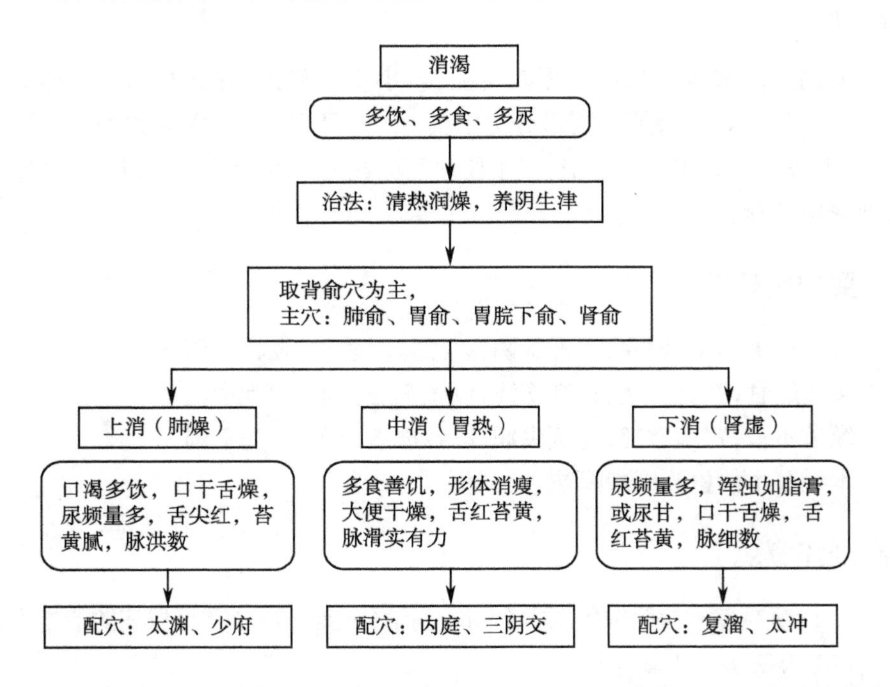

糖尿病患者进行针法治疗时要严格消毒，一般慎用灸法，以免引起烧灼伤。

【病例思维程序示范】

吴某，男，62岁，退休工人。主诉：多食善饥，尿频量多，浊如脂膏，形体消瘦2年余。患者平素饮食不节，嗜食肥甘，退休后活动减少，自觉腰膝酸软无力，头昏耳鸣，皮肤干燥，全身瘙痒。无胸闷心慌、心悸怔忡、咽喉肿痛等症状。舌红少苔，脉细弱。实验室检查：空腹血糖9.3mmol/L，糖化血红蛋白7.3%。

辨证思维程序：

第一步：明确消渴诊断。此患者多食善饥，尿频尿多，形体消瘦，无情绪激动、心悸、颈前喉旁结块肿大，结合实验室检查可以诊断为消渴。

第二步：根据患者证候特点，伴随症状及舌脉象，辨其三消脏腑定位。患者饮食不节，损伤脾胃，热积于胃，多食善饥；年近古稀，肾固摄失常，津液直趋膀胱，则尿频量多，水谷精微下泄，尿若脂膏；腰为肾之府，肾主骨开窍于耳，腰膝酸软无力，头昏耳鸣，水谷精微不能营养肌肤，故皮肤干燥瘙痒，形体消瘦，舌红少苔，脉细弱。辨证为脾胃热蕴，肾阴亏虚，属中消下消并见。

第三步：治疗。治拟清热生津，滋阴补肾。取穴：梁门、脾俞、胃俞、肾俞、足三里、内庭、复溜。

【常用针灸处方、经验穴及操作要点】

1. 关冲穴："三焦热气壅上焦，口苦舌干岂易调，针刺关冲出毒血，口生津液病俱消。"（《玉龙歌》）

2. "行间、涌泉，治消渴之肾竭"（《百证赋》）

3. 耳针疗法　以内分泌、肾上腺等穴位为主。取穴胰、内分泌、肾上腺、缘中、三焦、肾、神门、心、肝，配穴偏上消者加肺、渴点；偏中消者加脾、胃；偏下消者加膀胱。

参考文献

[1] 中华医学会神经病学分会，中华医学会神经病学分会脑血管病学组. 中国急性缺血性脑卒中诊治指南2018 [J]. 中华神经科杂志，2018，51(9)：666-682.

[2] 陆付耳. 中医临床诊疗指南[M]. 北京：科学出版社，2013.

[3] 中国针灸学会. 循证针灸临床实践指南：中风后假性球麻痹[M]. 北京：中国中医药出

版社,2015.

[4] 赵瑞珍,熊杰,丁淑强,等."醒脑开窍"针刺法治疗中风后假性延髓麻痹34例[J].中医杂志,2006,47(2):90.

[5] 袁红丽,祁相焕.廉玉麟教授针刺风池穴治疗假性球麻痹1例[J].吉林中医药,2010,30(7):616.

[6] European Association of Urology. EAU guidelines on urinary incontinence in adults[J]. Eur Urol,2017,3:27-28.

[7] 陆瘦燕,朱汝功,陆焱垚.陆瘦燕朱汝功针灸医案选[M].北京:人民军医出版社,2009.

[8] 中国医药教育协会眩晕专业委员会.眩晕急诊诊断与治疗专家共识[J].临床医学研究与实践,2018,3(10):201.

[9] 中华医学会神经病学分会,中华神经科杂志编辑委员会.眩晕诊治多学科专家共识[J].中华神经科杂志,2017,11(50):805-812.

[10] 中华中医药学会.支气管哮喘中医证候诊断标准[J].中医杂志.2016,57(22):1978-1980.

[11] 中国中西医结合学会男科专业委员会.勃起功能障碍中西医结合诊疗指南(试行版)[J].中华男科学杂志,2016,22(8):751-757.

[12] 陆焱垚,裴建,施征.海派中医陆氏针灸[M].上海:上海科学技术出版社,2018.

[13] 陆焱垚,王佐良,吴绍德.陆瘦燕朱汝功针灸学术经验选[M].上海:上海中医药大学出版社,1984.

[14] 彭志杰,王妍妍,边涛,等.周围性面瘫的针灸取穴规律研究[J].针灸临床杂志,2016(5):55-57.

[15] 李净草,马建伟,张宁,等.温针灸治疗勃起功能障碍76例[J].中国针灸,2017,37(6):617.

[16] 施希鹏,施土生.针刺会阴、"阳痿"穴治疗性功能障碍121例[J].中国针灸,2004,24(11):753-755.

[17] 中华医学会神经病学分会帕金森病及运动障碍学组.中国帕金森病治疗指南(第三版)[J].中华神经科杂志,2014(6):428-433.

[18] 中国抗癫痫协会.临床诊疗指南癫痫病分册[M].北京:人民卫生出版社,2015.

[19] 方雅靖,吴沛龙,王玉妹,等.赖新生教授针药结合治疗癫痫经验撷菁[J].中国针灸,2018,38(4):417.

[20] 王雪苔,刘冠军.中国当代针灸名家医案[M].长春:吉林科学技术出版社,1991:359.

[21] 田金洲,时晶.阿尔茨海默病的中医诊疗共识[J].中国中西医结合杂志,2018,38(5):

523-529.

[22] 王东建,洪庆祥 . 林水淼治疗老年性痴呆经验举隅[J]. 中医文献杂志,2011(3):41-42.

[23] 中华医学会糖尿病学分会 . 中国 2 型糖尿病防治指南(2017 年版)[J]. 中国实用内科杂志,2018,38(4):292-344.

[24] 杨继洲 . 针灸大成[M]. 北京:人民卫生出版社,2006.

[25] 王执中 . 针灸资生经[M]. 上海:上海科学技术出版社,1959.

[26] 刘智斌,牛文民,杨晓航,等 . 嗅三针治疗血管性痴呆的随机对照研究[J]. 针刺研究,2008(2):131-134.

[27] 中国针灸学会 . 中国针灸学会标准:循证针灸临床实践指南·抑郁症(修订版)[M]. 北京:中国中医药出版社,2014.

[28] 张潇尹 . 国医大师张学文从肝脾论治郁证经验探析[J]. 浙江中医杂志,2019,38(6):569.

[29] 夏梦幻,王庆其 . 中医论治郁证研究概述[J]. 山东中医杂志,2019,54(7):545.

[30] 宋世运 . 名老中医田从豁教授针灸治疗抑郁症经验总结[J]. 山东中医杂志,2019,54(7):545.

[31] 中国针灸学会 . 循证针灸临床实践指南:失眠(ZJ/T E011-2014)[M]. 北京:人民卫生出版社,2014.

[32] European Heart Rhythm Association. Management of patients with palpitations: a position paper from the European Heart Rhythm Association[J]. Europace, 2011, 13(7):920-934.

[33] 许冬梅,刘泽银 . 邓铁涛心脾相关论在针灸治疗心悸中的运用[J]. 辽宁中医药大学学报,2010,12(10):122.

[34] 中华中医药学会肺系病分会,中国民族医药学会肺病分会普通感冒中医诊疗指南 2015 版[J]. 中医杂志,2016,57(8):716-720.

[35] 高正 . 陆氏针灸·高正临证经验集[M]. 北京:科学出版社,2018.

[36] 中华中医药学会内科分会肺系病专业委员会 . 咳嗽中医诊疗专家共识意见(2011 版)[J]. 中医杂志,2011,52(10):896-899.

[37] 中华医学会呼吸病学分会哮喘学组 . 咳嗽的诊断与治疗指南(2015)[J]. 中华结核和呼吸杂志,2016,39(5):323-354.

[38] 陈鹏,张圆,程海英 . 程海英针治咳嗽的思辨[J]. 世界中医药,2017,12(12):3034-3037.

[39] 中国针灸学会肺病分会,中国中医科学院针灸研究所 . 循证针灸临床实践指南:成人

支气管哮喘(摘要)[J]. 中国针灸,2016(5):532-534.

[40] 中华医学会呼吸病学分会哮喘学组 . 支气管哮喘防治指南(2016年版)[J]. 中华结核和呼吸杂志,2016,39(9):675-697.

[41] 陆瘦燕 . 陆瘦燕针灸论著医案选[M]. 北京:人民卫生出版社,2006.

[42] 阎小萍 . 焦树德临证百案集录[M]. 北京:北京科学技术出版社,2006.

[43] 张永臣,贾红玲,杨佃会 . 古今针灸医案选粹[M]. 北京:中国中医药出版社,2016.

[44] 沈惠风 . 秦亮甫临床经验集萃[M]. 上海:上海中医药大学出版社,2002.

[45] 孙自学,宋春生,邢俊平,等 . 良性前列腺增生中西医结合诊疗指南(试行版)[J]. 中华男科学杂志,2017,23(3):280-285.

[46] 刘立公,顾杰 . 癃闭的古代针灸治疗特点分析[J]. 上海针灸杂志,2000,19(6):42-43.

[47] 徐慧卿,张风敏 . 针灸次髎穴治疗尿潴留[J]. 中国针灸,2001,21(11):670.

[48] 中华医学会妇产科学会分妇科盆底学组 . 女性压力性尿失禁诊断和治疗指南(2017)[J]. 中华妇产科杂志,2017,52(5):289-293.

[49] Liu Z,Liu Y,Xu H,et al. Effect of electroacupuncture on urinary leakage among women with stress urinary incontinence:a randomized clinical trial[J]. JAMA. 2017,317(24):2493-2501.

[50] 郑惠田,孙迎,许智勇,等 . 针灸对女性压力性尿失禁的尿流动力学研究[J]. 上海针灸杂志,1990(3):1-3

[51] 吕婷婷,汪司右 . 不同操作者电针阴部神经刺激疗法女性压力性尿失禁疗效比较研究[J]. 上海针灸杂志,2014,33(3):231-233.

第三章 妇、儿科病证

第一节 月经不调

【概述】

月经不调(irregular menstruation)是以月经周期伴月经量、色、质等异常为主症的月经病,临床有月经先期(又称“经早”或“经期超前”)、月经后期(又称“经迟”或“经期错后”)和月经先后不定期(又称“经乱”)几种情况。西医学的排卵型功能失调性子宫出血、多囊卵巢综合征等引起的阴道异常出血疾病可参照本节辨证施治。

【主要病因病机】

月经不调由外感时邪(风寒、风热、暑湿)、饮食生冷、内伤七情、劳倦体虚引起。

月经先期由于热扰冲任或气虚不固。血热则流行散溢,气虚则统摄无权,冲任失固。月经后期,实者由于寒凝血瘀或气郁血滞,冲任受阻,虚者由于营血亏损或阳气虚衰,以致血源不足,血海不能按时满溢。月经先后无定期责之于冲任气血失调,血海蓄溢失常,又肝气郁结或肾气虚衰所致。

【辨证注意点】

1. 诊断要点　参照中华中医药学会《中医妇科常见病诊疗指南》:

(1) 症状:月经周期及月经量、色、质等异常,连续出现2个月经周期以上。

(2) 体征:妇科检查多无明显器质性病变,若由盆腔炎性疾病引起的月经不调子宫等可有触痛。

(3) 辅助检查:性激素测定、妇科B超了解子宫、卵巢情况。

2. 鉴别诊断　月经后期、月经先后无定期与早孕停经鉴别;月经过少与先兆流产、异位妊娠鉴别;月经过多、经期延长与损伤、崩漏鉴别,查血、尿HCG,子宫附件B超等可明确诊断。

3. 辨证

（1）根据月经的期、量、色、质区分寒热虚实；

（2）辨别是否有兼证（夹痰、夹湿），分清标本缓急，随证施治。

【辨证思路】

一、月经不调辨证施治

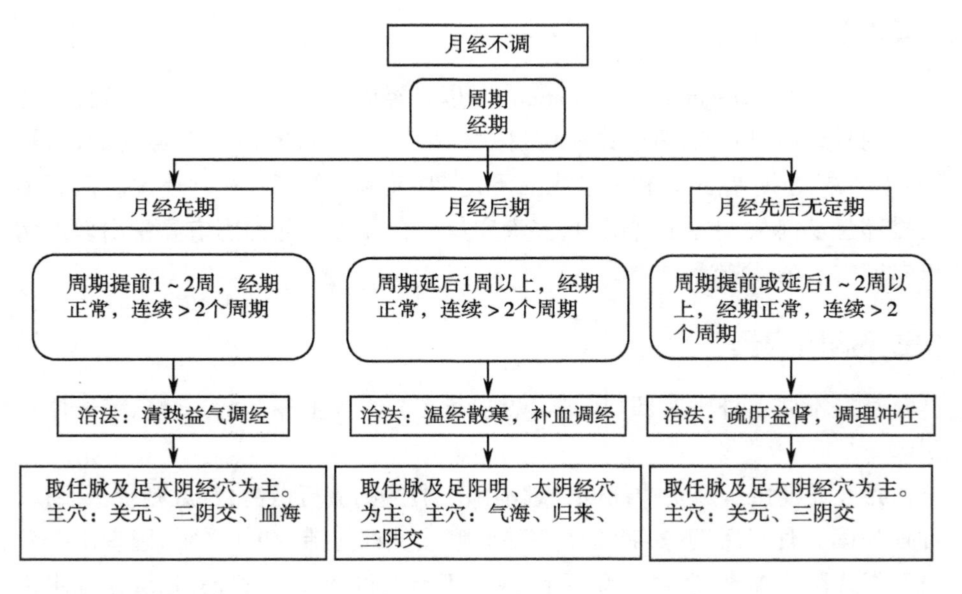

二、分清虚实

	实证	虚证
病程	较短	较长
经量经色	血多色鲜	血少色淡
伴随症状	形气有余，或胀或痛，大便燥结	气短神疲，形体瘦弱，心悸、耳鸣
脉象	脉盛气盛	脉虚气怯

要注意体虚感邪而成虚实夹杂之证。

三、实证分清寒、热、痰、气滞与血瘀

虚证结合患者体质区分气血阴阳及脏腑盛衰，治疗上可采用针灸并用的方法。

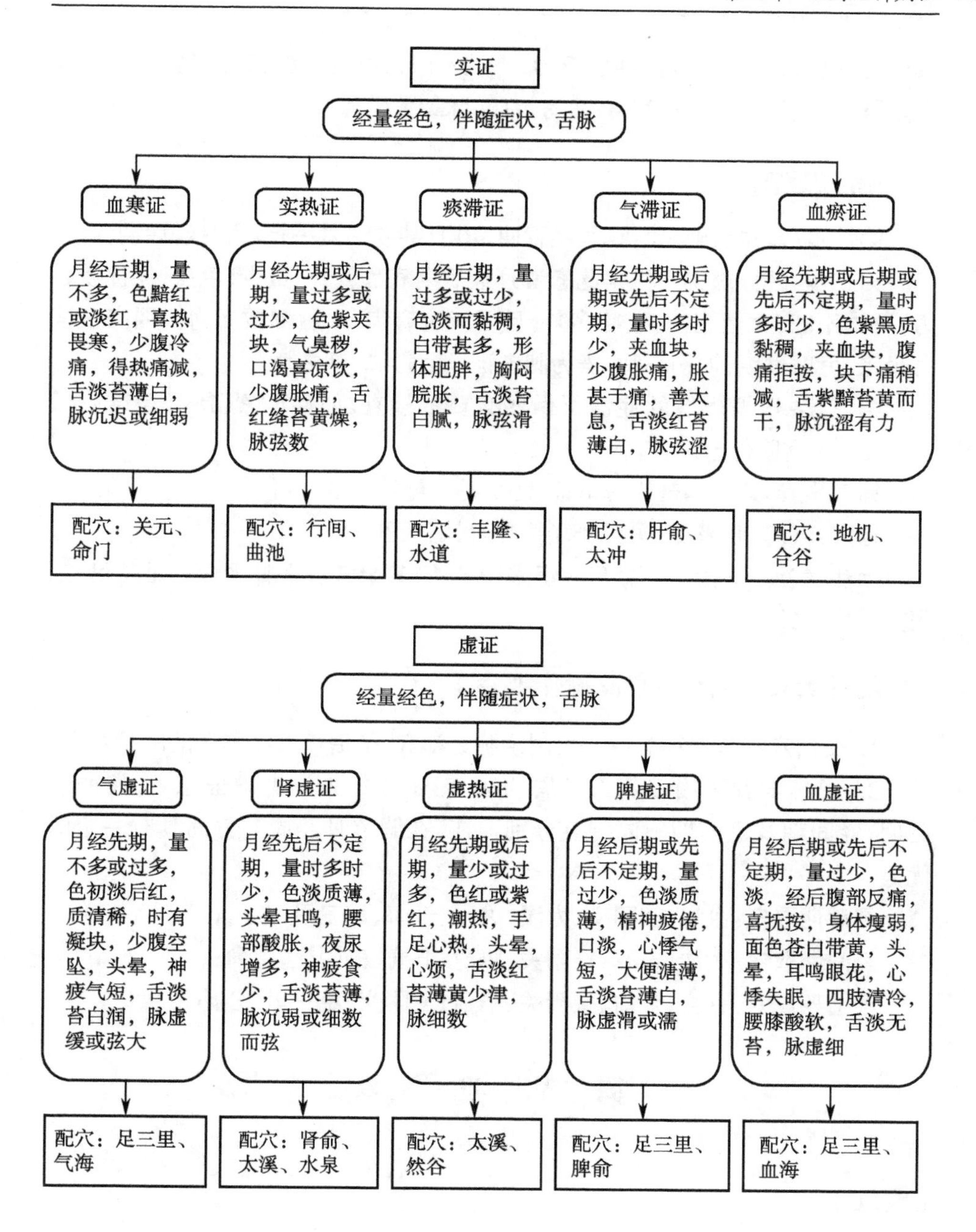

【病例思维程序示范】

丁某，女，18岁。月经后期量少1年余。患者12岁月经初潮，开始时月经周期不准，两年后正常，每月一行，量多，5日净。一年多来，月经愆期，40日甚或两月一行，量少，色淡。神疲乏力，胃纳不旺，大便溏薄，夜寐多梦。高三读书紧张，面色不容，舌淡，苔薄，边有齿印，脉细数无力。

辨证思维程序：

第一步：首先明确诊断。月经愆期，40日甚或两月一行，为月经后期。

第二步：区分虚实。根据此患者月经后期病程较长，量少，色淡，伴神疲乏力，胃纳不旺，大便溏薄，夜寐多梦，且舌淡边有齿印，脉细数无力。因高三读书紧张，思虑过度，损伤心脾，辨为脾虚证，属月经后期之病。

第三步：根据患者的症情可做些必要的检查，如性激素，待月经结束后3~7天查子宫附件超声等。

第四步：治疗。因辨为脾虚证，法当益气健脾，调和冲任。

选穴：气海、归来、三阴交、脾俞、心俞、足三里

手法：气海、脾俞、心俞、足三里采用补法，其余穴位平补平泻。足三里、三阴交采用温针治疗。

【常用针灸处方、经验方及操作要点】

1. 交信穴，属足少阴肾经，为阴跷脉之郄穴，是治疗月经不调的经验效穴。

2. 现代学者采用针刺人工周期法，对于月经失调脾虚证患者，按照经后期、经间期及经前期不同特点分别选穴，在调节月经周期方面具有一定的优势。

经后期取穴：血海、三阴交、太溪、关元、气海、足三里、章门；

经间期取穴：太冲、合谷、腰阳关、膈俞、肝俞、三阴交、脾俞；

经前期取穴：百会、肾俞、腰阳关、膈俞、三阴交、足三里、公孙。

第二节　痛　　经

【概述】

痛经（dysmenorrhea）是指妇女在月经期或月经前后出现周期性小腹疼痛，或痛引腰骶，甚者疼痛难忍，有时伴有恶心、呕吐等病证。西医学将其分为原发性和继发性两种。原发性系指生殖器官无明显异常者；后者多继发于生殖器官的某些器质性病变，如子宫内膜异位症、子宫腺肌病、慢性盆腔炎、子宫肌

瘤等。本节只讨论原发性痛经。

【主要病因病机】

痛经病因有受寒饮冷、情志不和、久病体虚等。病机分虚实两端，实证多因气血运行不畅，导致"不通则痛"。虚证多因气血虚弱或肝肾亏虚，导致胞宫"不荣则痛"。之所以随月经周期而发作，与经期冲任气血变化有关。非行经期间，冲任气血平和，致病因素尚未能引起冲任、胞宫气血阻滞或失养，故不发生疼痛，而在经期或经期前后，由于血海由满盈而溢泻，气血盛实而骤虚，冲任、胞宫气血变化急骤，致病因素乘时而作，导致痛经。

【辨证注意点】

1. 诊断要点　首当辨识疼痛发生的时间、部位、性质以及疼痛的程度，并结合体征及辅助检查明确诊断。

（1）症状：原发性痛经多见于青春期少女，初潮后 1~2 年内发病。正值经期或经期前后 7 天后下腹疼痛明显，以致影响正常生活。疼痛多呈阵发性、痉挛性或呈胀痛或伴下坠感，严重者可放射到腰骶部、肛门、阴道、股内侧。可见面色苍白、出冷汗、手足发凉、恶心呕吐、甚至昏厥等。疼痛程度的判定可参考 VAS 量表。

（2）体征：查体示下腹部有轻压痛，无肌紧张，无反跳痛；发作时做双合诊或肛腹诊检查可有子宫压痛，但无严重的宫颈举痛和附件增厚、压痛。

（3）辅助检查：B 超检查及腹腔镜检查有助于原发性痛经与继发性痛经的鉴别。

2. 鉴别诊断　须与卵巢囊肿蒂扭转、异位妊娠、急性阑尾炎、膀胱炎、结肠炎等引起的腹痛相鉴别。

3. 辨证　根据疼痛发生的时间、性质、部位、程度，月经量、色、质，伴随症状，舌、脉及素体情况等辨别寒热虚实。

【辨证思路】

一、辨清虚实

	实证	虚证
疼痛发生的时间	经前或经行之初	月经将净或经后始作

续表

	实证	虚证
疼痛发生的部位	少腹一侧或双侧，属气滞 小腹正中，属子宫瘀滞	小腹痛及腰脊
疼痛的性质	掣痛、刺痛、拒按	隐痛、坠痛、喜揉喜按

二、辨证分型

实证痛经应分气滞血瘀、寒凝血瘀和湿热瘀阻，虚证痛经应分气血虚弱和肾气亏虚。

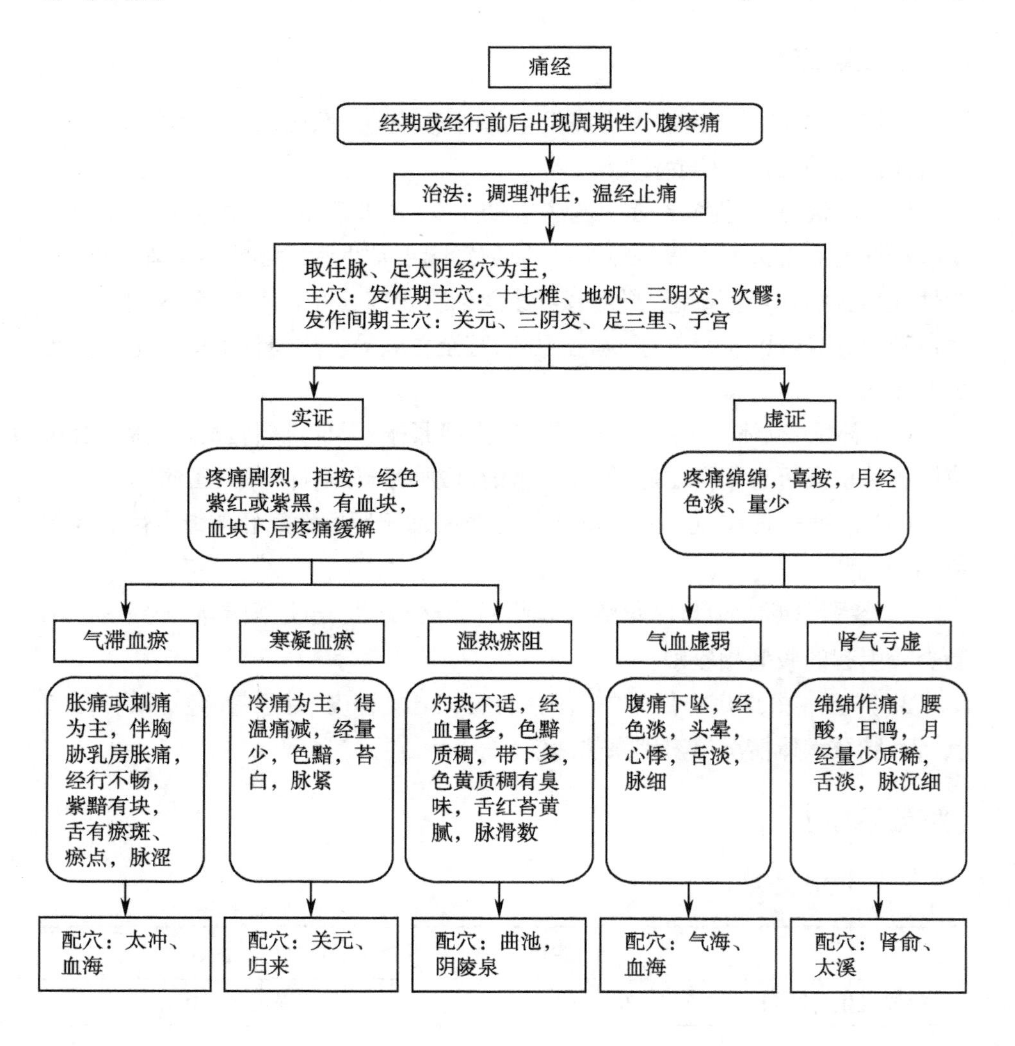

【病例思维程序示范】

奚某，女，29岁。经前少腹疼痛，拒按，经行紫黑，胸胁刺痛，已婚，生育史0-0-0-0，舌黯苔薄白，脉之关尺俱涩。

辨证思维程序：

第一步：详细询问病史，明确痛经诊断。根据患者经前腹痛，疼痛剧烈，可诊断为痛经。

第二步：辨证。根据患者经前少腹疼痛，拒按，可辨为实证。患者经行紫黑，胸胁刺痛，舌黯苔薄白，脉之关尺俱涩属肝气不舒，气滞血瘀之证。

第三步：治疗。分两步：经期重在调血止痛以治标，及时控制缓解疼痛；经间期辨证求因而治本；标本急缓，主次有序地阶段调治。根据辨证属气滞血瘀所致痛经，治当理气化瘀，调经止痛。

取穴：发作期：十七椎、地机、三阴交、次髎。

发作间期：关元、三阴交、足三里、子宫、太冲、血海患者就诊时为经期第2天，可选取发作期穴位单穴或联合取穴进行治疗，每日1次，连续2天。第4天起选取发作间期穴位进行治疗，每日或隔日治疗1次。

操作：针刺十七椎、地机，得气后行提插或捻转泻法；针刺三阴交得气后以向上传导为最佳；针刺次髎，选用100mm的毫针，向内下方斜刺1.5~3寸，刺入骶后孔，行针得气，针感以向小腹及会阴部放射为宜。

其他治疗：①耳针：取内分泌、内生殖器、肝、肾、皮质下、神门。每次选用3~5穴，毫针刺法、埋针法或压丸法。②皮肤针：取背、腰、骶部的督脉、膀胱经，下腹部的任脉、带脉以及足三阴经循行线。循经叩刺，中等刺激，重点叩刺腰骶部、下腹部穴。隔日1次，于月经前3~5日开始治疗。③穴位注射：取归来、足三里、三阴交、地机。每次选用1~2穴，用黄芪注射液、当归注射液、丹参注射液，常规穴位注射。④穴位敷贴：取神阙穴。用吴茱萸、白芍、元胡各30g，艾叶、乳香、没药各15g，冰片6g。研细末，每次5~10g，用白酒调成膏状贴敷。⑤拔罐：取十七椎、次髎、肾俞、中极、关元。常规拔罐治疗。

【常用针灸处方、经验穴及操作要点】

1.《针灸甲乙经·妇人杂病第十》："女子胞中痛，月水不以时休止，天枢主之。"

2.《针灸大成》："女人经水正行，头晕小腹痛，阳交、内庭、合谷。室女月水不调，脐腹痛疼，肾俞、三阴交、关元。"

3.《神灸经纶·妇科症治》："行经头晕、小腹痛，灸内庭。"

4.《扁鹊神应针灸玉龙经·磐石金直刺秘传》："妇人血气痛，合谷（补），三阴交（泻）。"

5. 陆瘦燕处方　期门(双)−、归来(双)−、急脉(双)−、曲骨−、三阴交(双)−；手法：捻转，留针15min。曲骨用盘法。

第三节　经　闭

【概述】

经闭又称闭经（amenorrhea），指女子年逾16周岁月经尚未来潮，或已行经而又中断6个周期以上，或停闭超过既往月经3个周期以上。中医学统称为"女子不月""月事不来""经水不通"。西医学将前者称"原发性闭经"，后者称"继发性闭经"。

【主要病因病机】

闭经的病因病机复杂，但病因不外乎虚实两端。虚者为肝肾不足，气血虚弱，血海空虚，无血可下，为"血枯经闭"；实者为气滞血瘀，寒气凝结，阻隔冲任，经血不通，为"血滞经闭"。

【辨证注意点】

1. 诊断要点　询问病史，明确诊断，区分原发性经闭还是继发性经闭，并找出经闭原因。

（1）病史：对于原发性经闭患者，应详细了解先天身体状况及后天生长发育过程中的健康状况，有无严重慢性消耗性疾病、营养不良、甲状腺疾病、肾上腺疾病、结核病及家族遗传同类疾病等；对于继发性经闭者，应询问经闭前的月经情况，是否服用避孕药物，或接触化学药物，有无精神过度刺激或生活环境改变，有无产后出血、多次流产、反复刮宫及放化疗等病史。

（2）症状：女子年逾16周岁月经尚未来潮，或已行经而又中断6个周期以上，或停闭超过既往月经3个周期以上。

（3）体征：观察患者的营养、发育、精神等状况，检查第二性征的发育程度；妇科检查注意有无生殖器官发育异常、盆腔肿物。

（4）辅助检查：必要时结合影像学检查、子宫功能检查、卵巢功能检查、垂体功能检查等辅助诊断。

2. 鉴别诊断　须与青春期前停经、妊娠期停经、哺乳期停经、围绝经期停经、特殊月经生理（如避年、暗经）等鉴别。

3. 辨证　根据闭经特点及全身症状，结合病史、病程、诱因等，辨清病变脏腑、虚、实、寒、热及气、血病。

【辨证思路】

一、首先明确经闭原因，鉴别原发性经闭和继发性经闭

年龄满 14 岁却无月经来潮而第二性征不发育的女性；或年纪满 16 岁的女性尚无月经来潮，不管第二性征是不是正常者，均为原发性闭经。月经周期建立后，又在有 6 个月以上无月经的患者，称为继发性闭经，大多是因为继发性疾病引起。常见原因有子宫内膜损伤或粘连、结核性内膜炎、卵巢功能早衰及多囊卵巢、卵巢功能性肿瘤、环境改变，精神创伤及营养不良等外界因素变化、闭经泌乳综合征、希恩综合征等。

二、辨证区分实证与虚证

实证经闭分气滞血瘀、痰湿阻滞。虚证经闭分肝肾亏虚、气血虚弱、阴虚血燥。

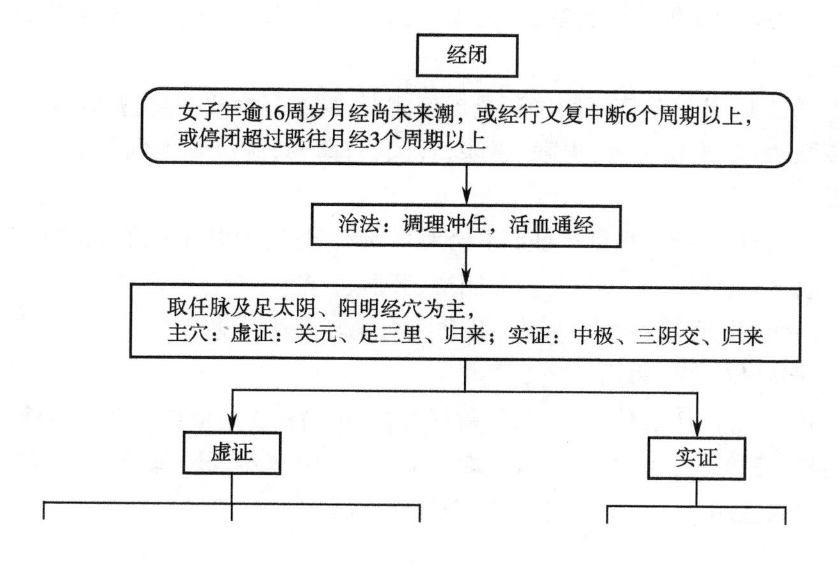

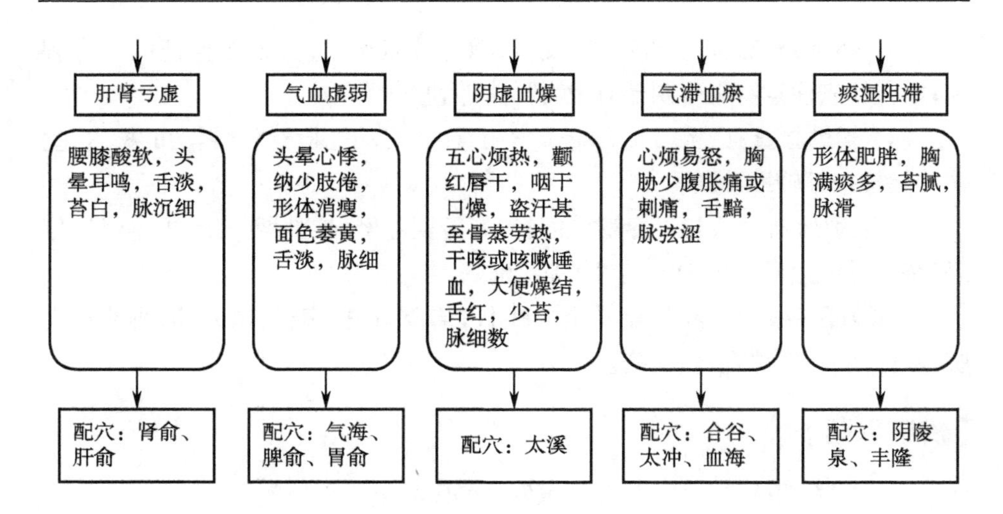

【病例思维程序示范】

患者，女，31岁。初诊日期：2015年5月12日。主诉：闭经半年余。末次月经2014年11月12日，腰膝酸痛，头晕乏力，失眠，畏寒，舌淡、苔薄白，脉沉细力弱。14岁月经初潮，月经经期、周期、量、色尚正常，妇科检查与激素水平检查均正常。已婚，足月产2次，无早产，流产1次，现有1子1女。

辨证思维程序：

第一步：明确闭经原因，区分原发性闭经还是继发性闭经。患者14岁月经初潮，月经经期、周期、量、色尚正常，去年起出现经闭半年，故考虑继发性闭经。

第二步：分清是实证闭经还是虚证闭经，抑或是虚实夹杂型闭经。患者平素腰膝酸痛，头晕乏力，失眠，畏寒，舌淡、苔薄白，脉沉细力弱。证属肝肾亏虚证。

第三步：治疗。根据辨证属肝肾亏虚所致闭经，治以补益肝肾，养血调经。

取穴：关元、归来、足三里、三阴交、肝俞、肾俞

操作：关元穴温和灸；肾俞、肝俞穴行捻转补法。患者先仰卧位针刺及艾灸，后俯卧位针刺，每周针刺2次。

其他治疗：①穴位注射：取肝俞、脾俞。选当归注射液或红花注射液、黄芪注射液，常规穴位注射；②耳针：取内分泌、内生殖器、肝、肾、脾、胃、心、皮质下。每次选用3~5穴。毫针刺法、埋针法或压丸法。

【常用针灸处方、经验穴及操作要点】

1. 朱汝功处方　三阴交双、足三里双、血海双、归来双、气海、关元。

2.《针灸甲乙经·妇人杂病第十》:"女子血不通,会阴主之……月水不通,奔豚泄气,上下引腰脊痛,气穴主之。"

3.《针灸资生经·第七》:"关元,治月脉断绝……阴跷,疗不月水……太冲,疗月水不通。"

4.《针灸大成·治症总要》:"月水断绝,中极、肾俞、合谷、三阴交。"

5.《针灸集成·卷二》:"月经不通,合谷、阴交、血海、气冲。"

第四节　崩　漏

【概述】

崩漏(metrorrhagia and metrostaxis)是指妇女经血非时暴下不止或淋漓不尽,前者称"崩中"或"经崩";后者称"漏下"或"经漏"。西医学的无排卵型功能失调性子宫出血、生殖器炎症和某些生殖器肿瘤引起的不规则阴道出血属此范畴。

【主要病因病机】

崩漏的病因病机较为复杂,可概括为虚、热、瘀,涉及冲、任二脉及肝、脾、肾。热伤冲任、迫血妄行,瘀血阻滞、血不归经致冲任不固,不能制约经血,使子宫藏泻失常。或脾气虚弱、统摄无权;肾阳亏损、失于封藏以致经血从胞宫非时妄行。

【辨证注意点】

1. 诊断要点

(1) 病史:详细了解发病时间、阴道出血类型、病程、出血前有无停经史。注意年龄、月经史、产育史、避孕措施、激素类药物使用史、七情内伤史、生活失度史及全身有无相关疾病史等。

(2) 症状:月经周期紊乱,出血时间长短不定,血量或多或少,行经时间超过半月以上,甚或数月不止,亦有停闭数月突然暴下不止或淋漓不尽者,可伴有不同程度贫血。

（3）体征：妇科检查，无明显器质性病变。

（4）辅助检查：可行诊断性刮宫、B超、宫腔镜检查；基础体温、生殖内分泌测定；妊娠试验、宫颈细胞学检查、血液学检查等。

2. 鉴别诊断　应与月经病、胎产出血、生殖器官肿瘤、生殖器官炎症、激素类药物应用不当及宫内节育器引起的子宫不规则出血、全身性疾病相鉴别。

3. 辨证　出血期根据出血的量、色、质，结合全身症状及舌脉辨寒热虚实；血止后根据全身症状及舌脉辨证。

【辨证思路】

一、辨分期

由于崩漏的主证是血证，病程日久，反复发作，故临证时首辨出血期还是止血期。出血期根据出血的量、色、质，结合全身症状及舌脉辨寒热虚实；止血期根据全身症状及舌脉辨证。

二、辨虚实

崩漏辨证，有虚实之异；虚者多因脾虚、肾虚；实者多因血热、血瘀。

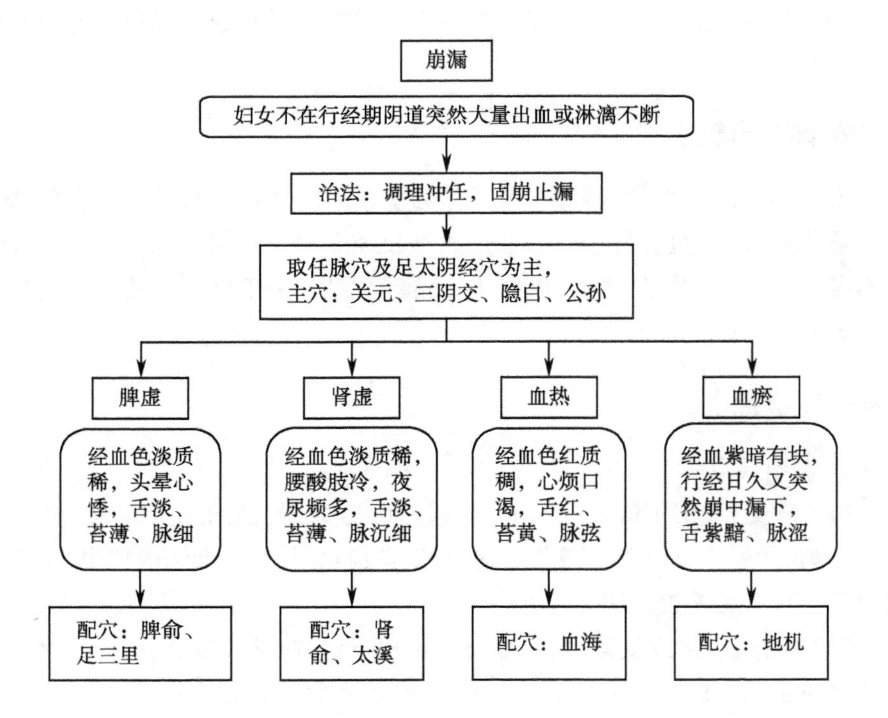

【病例思维程序示范】

丁某,38 岁。初诊:2012 年 10 月 24 日。月经量多 2 年。月经史:5/23-28,量偏多,色黯,有血块。末次月经 10 月 4 日,经期 5 日。生育史:1-0-1-1(2010 年剖宫产,2004 年药物流产 1 次),产后自觉月经量多,偶有经期提前。2009 年体检发现子宫肌瘤。经期偶延长,淋漓 10 余日方净。刻诊:带下色白,量中,有异味。平素乏力,尿频,尿不尽,腰酸,小腹坠胀,纳佳,便不成形,入睡困难,多梦易醒。脉略数尺弱,舌黯胖有齿印,苔薄腻少津。(2012 年 10 月 13 日)B 超:子宫大小 50mm×41mm×55mm,右侧肌壁肌层低回声 33mm×31mm×33mm,右侧卵巢 14mm×9mm。

辨证思维程序:

第一步:明确诊断。根据患者产后自觉月经量多,偶有经期提前;2009 年体检发现子宫肌瘤后经期偶延长,淋漓 10 余日方净,可明确西医诊断为功能失调性子宫出血,中医诊断为崩漏。

第二步:根据月经量、色、质的特征,并结合全身症状及舌脉辨寒热虚实。患者月经量多,兼见便不成形、舌胖有齿印之脾虚症状;冲任失调则月经不调,带下异常;同时有全身乏力、尿频、腰酸、小腹坠胀等肾气亏损症状,皆因久病失血致气随血脱,肾气不固,不能制约膀胱,不能温养腰腹而成。综上,证属脾虚,肾气不足。

第三步:治疗。根据辨证属脾虚兼肾虚型崩漏,治拟健脾益肾调经。

取穴:关元、脾俞、肾俞、足三里、三阴交、太溪、隐白、太冲

操作:关元针尖向下斜刺,使针感传至耻骨联合上下;脾俞、肾俞穴向下或朝脊柱方向斜刺,不宜直刺、深刺;隐白、脾俞、肾俞、足三里可施以灸法。

其他治疗:①皮肤针:取腰骶部督脉、足太阳经,下腹部任脉、足少阴经、足阳明经、足太阴经,下肢部足三阴经。由上向下反复叩刺 3 遍至局部微出血。②三棱针:取腰骶部督脉或足太阳经上反应点。每次选用 2~4 个点,挑断皮下白色纤维数根。每月 1 次,连续挑刺 3 次。③头针:取额旁 3 线。头针常规刺法。④拔罐:取脾俞、肾俞、十七椎、气海俞。常规拔罐治疗。

【常用针灸处方、经验穴及操作要点】

1.《针灸甲乙经·妇人杂病第十》:“妇人漏下,若血闭不通,逆气胀,血海

主之。”

2.《百症赋》:“女子少气漏血,不无交信合阳。”

3.《针灸大成·妇人门》:“妇人漏下不止,太冲、三阴交;血崩,气海、大敦、阴谷、太冲、然谷、三阴交、中极。”

4. 邵经明处方　①主穴:关元、三阴交;配穴:血热配太冲、血海;血瘀配血海、合谷;血虚配脾俞、足三里、气海、太溪。②单穴针或灸隐白:大出血或淋漓不断者,采用 0.35mm×25mm(1 寸)毫针刺双侧隐白穴 3~5mm,留针 30min,不行针;对于月经过多或不规则出血者,麦粒灸或悬灸双侧隐白穴 20min。

第五节　绝经前后诸证

【概述】

绝经前后诸证指妇女在绝经期前后,围绕月经紊乱或绝经出现如烘热汗出、烦躁易怒、潮热面红、眩晕耳鸣、心悸失眠、腰背酸楚、面浮肢肿、皮肤蚁行样感、情志不宁等症状,亦称“经断前后诸证”。相当于西医学的围绝经期综合征(climacteric syndrome)。

【主要病因病机】

1. 天癸将竭,肾阴不足,水不涵木,阳失潜藏,肝阳上亢。
2. 劳心过度,营血暗伤,心血亏损;或因肾阴不足,水火不济,心火偏亢。
3. 冲任亏虚,肾阳虚衰,失于温养,脾失健运。

【辨证注意点】

1. 诊断要点　参照中华中医药学会指南,《中医妇科常见病诊疗指南》:

(1)病史:40~60 岁妇女,出现月经紊乱或停闭;伴随烘热汗出、心悸等血管舒缩症状,烦躁易怒、抑郁等精神神经症状,及其他全身症状。

(2)妇科检查见外阴及阴道萎缩,分泌物减少,子宫萎缩。

(3)辅助检查:血清雌二醇水平 <20pg/ml,周期性变化消失。卵泡刺激素 >10U/L。

2. 鉴别诊断　本病临床表现可与某些内科病如高血压、冠心病等相类似,临证时应注意鉴别。

（1）高血压：舒张压及收缩压持续升高（>140/90mmHg），常合并有心、脑、肾等器官病变，而更年期综合征患者血压不稳定，呈波动状态。

（2）冠心病：可有胸闷胸痛，心电图异常，服用硝酸甘油症状可缓解；而更年期综合征患者胸闷胸痛，服用硝酸甘油无效。

3. 辨证　以肾虚为本，与心、肝、脾密切相关，辨证注意有无水湿、痰浊、瘀血之兼夹证。

4. 本病与癥瘕皆好发于经断前后，如出现月经紊乱或经断复来，或有下腹疼痛，浮肿，或带下五色，气味臭秽，或身体骤然明显消瘦等症状者，应详加诊察，必要时结合西医学的辅助检查，明确诊断，以免贻误病情。

【辨证思路】

一、明确诊断

本病临床表现不一，主要围绕月经紊乱出现一系列症状，病程可长可短，临证时需考虑患者年龄，结合雌性激素水平等检查明确诊断。

二、分清病变涉及脏腑，辨别证候

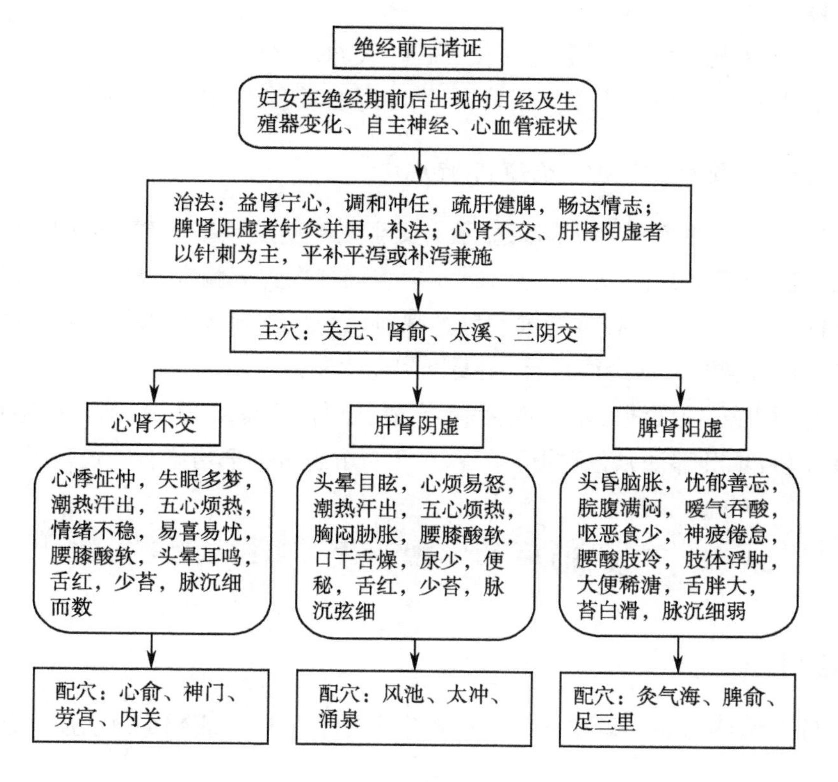

【病例思维程序示范】

秦某,女,52岁。初诊:2015年6月16日。月经紊乱3月余,患者自6月7日以来月经至今未净,量少不痛,色黯红,有剖宫产史,育1胎,1-0-0-1,月经初潮15岁,5/25天。平素腰膝酸软,脾气急躁易怒,时有烘热汗出,面部色素沉着,胃纳尚可,偶有腹胀,二便调,舌边红,脉微弦。

辨证思维程序:

第一步:明确诊断。本患者月经紊乱,量少不痛,伴有急躁易怒,烘热汗出,结合患者年龄,可以考虑为绝经前后诸证。

第二步:辨别证候。患者年过半百,平素腰膝酸软,脾气急躁易怒,时有烘热汗出,面部色素沉着,偶有腹胀,且舌边红,脉微弦。辨为肝肾阴虚,水不涵木。

第三步:相关检查。根据患者的症情,要明确诊断还需做些必要的检查,如性激素、子宫附件超声等。

第四步:治疗。因辨为肝肾阴虚证,治当平肝潜阳,滋水涵木。取足少阴、厥阴经为主。

处方:关元、肾俞、太溪、三阴交、风池、太冲、照海

手法:关元、肾俞、太溪采用补法,太冲泻法,其余穴位平补平泻。

【常用针灸处方、经验穴及操作要点】

1. 现代文献资料分析结果显示 交会穴的使用频率最高,频次排名前5位的依次为三阴交、关元、百会、命门、中脘。其次为五腧穴(太溪、太冲、足三里、神门、行间)和背俞穴(肾俞、肝俞、脾俞、心俞、肺俞)。从部位来看,主要集中在下肢、胸腹部;从经络来看,主要以阴经腧穴为主。

2. 采用穴位埋线疗法 取肾俞、肝俞、心俞、脾俞、三阴交,治疗围绝经期综合征(肾虚肝郁证)轻度抑郁患者,对于缓解患者抑郁情绪有一定效果。

第六节 带下病

【概述】

带下病(leukorrheal diseases)是指带下量明显增多或减少,色、质、气味发

生异常，或伴有局部及全身症状者。本病的临床表现与西医学的阴道炎、宫颈炎、盆腔炎、内分泌功能失调（尤其是雌激素水平偏高）等疾病引起的阴道分泌物异常相似。

【主要病因病机】

带下病的发生常与感受湿邪、饮食劳倦、素体虚弱等因素有关。本病病位在胞宫，与带脉、任脉及脾、肾关系密切。基本病机是湿邪阻滞，任脉不固，带脉失约。

【辨证注意点】

1. 诊断要点

（1）病史：询问有无妇科术后感染史、外感湿热病史、盆腔炎性疾病史、宫颈病变史、房事不节（洁）史。

（2）症状：带下增多，可伴有色、质、气味异常，阴部瘙痒、灼热、疼痛、性交痛、尿频、尿急、尿痛等症。

（3）体征：妇科检查可见各类阴道炎、宫颈病变、盆腔炎性疾病的相关局部体征。

（4）辅助检查：阴道分泌物检查、宫颈液基细胞学检查、电子阴道镜检查有助于诊断。

2. 鉴别诊断　当带下呈赤色时应与经间期出血、经漏鉴别；带下呈赤白带或黄带淋漓时，需与阴疮、子宫黏膜下肌瘤鉴别；带下呈白色时需与白浊鉴别。

3. 辨证　根据带下的量、色、质、气味的异常，并结合伴随症状、舌脉、病史等进行分析。一般而论，带下色淡、质稀者为虚寒；色黄、质稠、有秽臭者为实热。

【辨证思路】

一、明确诊断

鉴别赤带与经间期出血、经漏；赤白带或黄带淋漓与阴疮、子宫黏膜下肌瘤；白带与白浊。

病名	特点
赤带	出现无周期性，月经周期正常

续表

病名		特点
	经间期出血	月经周期正常，在两次月经之间出现周期性出血，一般持续3~7天，能自行停止
	经漏	经血非时而下，淋漓不尽，无正常月经周期可言
赤白带或黄带淋漓		出自阴道，无伴随症状
	阴疮	阴疮溃破时虽可出现赤白样分泌物，但伴有阴户红肿热痛，或阴户结块
	子宫黏膜下肌瘤	子宫黏膜下肌瘤突入阴道，妇科检查可见悬吊于阴道内的黏膜下肌瘤
白带		出自阴道
	白浊	尿道流出混浊如米泔样物，多随小便排出，可伴有小便淋沥涩痛

二、辨明寒热虚实

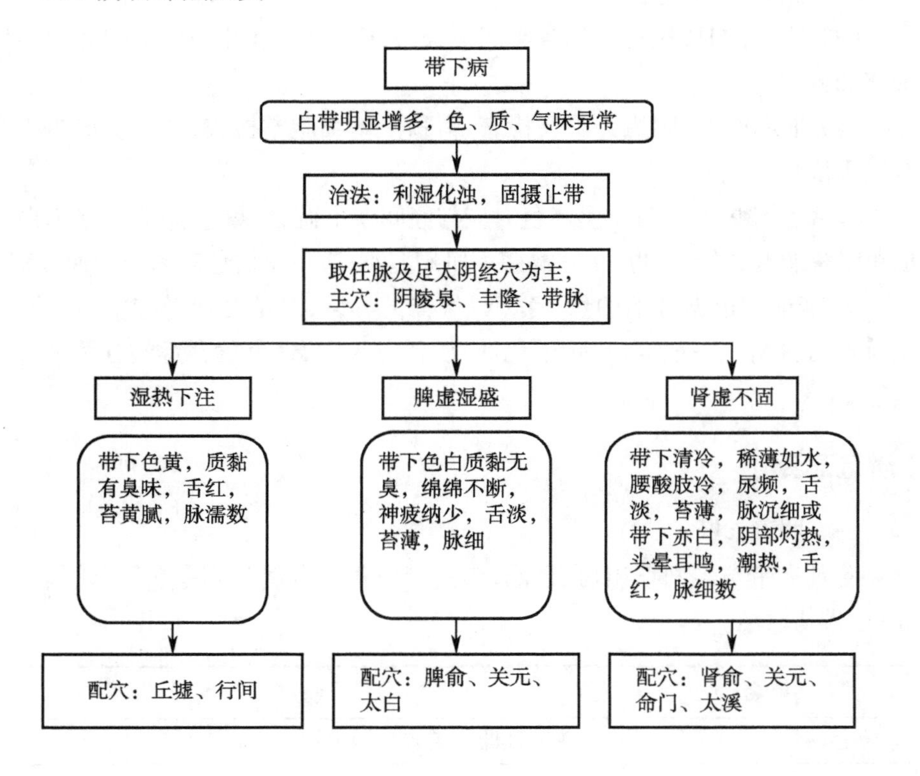

【病例思维程序示范】

姜某，女，31岁，2011年9月29日初诊。主诉：小腹隐痛伴带下增多1年余，加重7天。现病史：1年前无明显诱因下出现小腹隐痛，带下量多，尿频尿急，影响睡眠，反复发作至今，加重7天。患者平素神疲乏力，腰膝酸软，带下量多色黄，有臭味，寐浅易醒，胃纳平，大便调。脉细软，舌质黯偏红，苔薄黄腻。已婚，0-0-0-0，避孕中，经期尚准，月经量中，痛经(+)。

辨证思维程序：

第一步：明确诊断。患者带下量多，且伴有腹痛、尿频尿急等症状。

第二步：辨证。患者带下量多色黄，有臭味，小腹隐痛原因不明显，尿频尿急，腰膝酸软，脉细软，舌质黯偏红，苔薄黄腻，当辨为湿热下注型带下过多。

第三步：治疗。根据辨证属湿热下注所致带下增多，治当清热利湿。

取穴：带脉、中极、三阴交、白环俞、阴陵泉、行间。

操作：中极针尖向下斜刺，使针感传至耻骨联合上下；带脉向前斜刺，不宜深刺；白环俞直刺，使骶部出现较强的酸胀感。

其他治疗：①拔罐：取十七椎、腰眼、八髎周围之络脉。三棱针点刺出血后拔罐。每3~5日治疗1次。用于湿热下注所致带下。②耳针：取内生殖器、脾、肾、三焦。毫针刺法、或埋针法、压丸法。

【常用针灸处方、经验穴及操作要点】

1.《针灸资生经·第七》："带脉治带下赤白……有此疾者，即速灸之……若再灸百会尤佳。"

2.《神应经·妇人部》："赤白带下，带脉、关元、气海、三阴交、白环俞、间使三十壮。"

3.《证治准绳·卷之一》："赤白带，气海、中极、白环俞、(不效取后穴)三阴交。"

第七节　缺　乳

【概述】

缺乳(agalactia)指产后哺乳期初始即乳量甚少或无乳而下,不能满足婴儿需要的病证。哺乳中期月经复潮后乳汁相应减少,属正常生理现象。产妇因不按时哺乳,或不适当休息而致乳汁不足,经纠正其不良习惯,乳汁自然充足者,亦不能作病态论。哺乳方法、营养、睡眠、情绪及健康状况等因素影响乳汁分泌。

【主要病因病机】

1. 素体亏虚,或临产失血过多,气血耗损,乳汁化生不足;
2. 产后情志不调,肝失条达,气机不畅,乳络不通,乳汁不行;
3. 形体肥胖,痰湿壅盛,留滞经脉,气机不畅,乳络不通,乳汁不下。

【辨证注意点】

1. 诊断要点　参照中华中医药学会《中医妇科常见病诊疗指南》:

(1) 先天乳腺发育不良或哺乳不当;产后乳汁排出量少;

(2) 查体:乳房柔软、挤压乳汁点滴而成;或乳房胀痛、或有积块,皮色不变。

(3) 辅助检查:了解有无贫血及感染。

2. 鉴别诊断　与乳痈相鉴别。乳痈可表现为乳汁缺少,但初期恶寒发热,乳房红肿热痛,有块或有波动感,继而化脓溃破成痈,缺乳则无此症。

3. 辨证

(1) 区分实证与虚证缺乳;

(2) 实证缺乳分清肝气郁结和痰浊阻滞;

(3) 虚证以气血亏虚为主。

【辨证思路】

一、辨虚实

虚实之分重在以乳房有无胀痛之别,结合舌脉及他症以明辨之。“虚当补之,盛当疏之”。

二、实证缺乳当分肝郁、痰阻，虚证以气血亏虚为主。

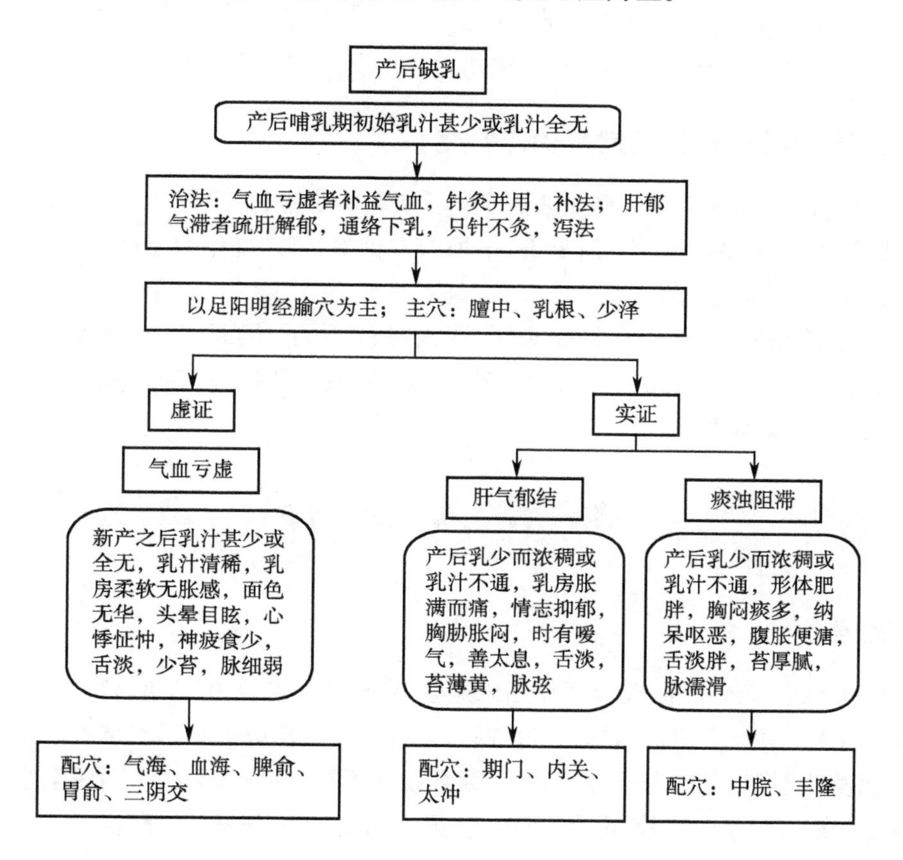

【病例思维程序示范】

王某，女，25岁。立春，产后月余，因与爱人争吵，乳汁突然减少，乳房胀痛，胸胁胀满，胃脘不适，嗳气不畅，心烦易怒，头目眩晕，二便尚可，夜寐尚可，舌质红，苔薄白，脉弦。

辨证思维程序：

第一步：首先区分虚实。本患者产后月余情志不畅，乳房胀痛，故辨为实证。

第二步：根据患者胸胁胀满，嗳气不畅，心烦易怒，头目眩晕，且舌红，脉弦。辨为肝气郁结，乳络不通之证。

第三步：相关检查。根据患者尚处哺乳期，乳房胀痛，可做些无创的必要检查，如乳房体格检查、乳腺超声检查等。

第四步：治疗。因辨为肝气郁结，治宜疏肝解郁，活络通乳。

选穴：膻中、乳根、期门、太冲、少泽；

手法：膻中、太冲采用泻法，少泽可点刺出血，其余穴位平补平泻。

【常用针灸处方、经验穴及操作要点】

1. 膻中区，采用重灸痧点区治疗产后缺乳。以膻中穴为中点，作半径1cm的圆形区域，为刮痧部位，刮3~5min，取痧点聚集、紫红处作为施灸点，以灸盒持续灸1h，疗效理想。

2. 神阙穴，采用隔药饼脐灸法，取人参、熟附子、续断、生龙骨、乳香、没药、王不留行等量捻粉，与面粉共同制成药饼，灸3壮（直径3cm，高3cm）；治疗气血亏虚证缺乳。

第八节　不孕症

【概述】

不孕症（infertility）指女子婚后未避孕，有正常性生活，配偶生殖功能正常，同居1年，而未受孕者；或曾有过妊娠，未避孕又1年以上未再受孕者。前者为原发性不孕，古称“全不产”；后者为继发性不孕，古称“断绪”。西医学中不孕症的病因包括输卵管、卵巢、子宫、宫颈、阴道以及内分泌等因素。

【主要病因病机】

不孕症的发生常与先天禀赋不足，房事不洁，反复流产，久病大病，情志失调，饮食及外伤等因素有关。基本病机为肾气不足，冲任气血失调。

【辨证注意点】

1. 诊断要点　参照中华中医药学会《中医妇科常见病诊疗指南》：

详细询问病史，通过男女双方全面检查找出不孕原因是诊断不孕症的关键。男方需询问既往有无慢性疾病，如结核、腮腺炎等；了解性生活情况，有无性交困难；检查外生殖器有无畸形、感染和病变。检查精液常规。女方应详细询问与不孕有关的病史，注意检查第二性征及内外生殖器发育情况，有无畸形、炎症、包块、触痛及泌乳等。还应进行不孕特殊检查，包括卵巢功能检查、输卵管通畅试验、免疫学检查、性交后试验,甲状腺功能检查、肾上腺皮质功能检查,宫腔镜、腹腔镜检查,影像学检查等。

2. 鉴别诊断　区分绝对性不孕还是相对性不孕。夫妇一方有先天或后天生殖器官解剖生理方面的缺陷,无法纠正而不能妊娠者,称绝对性不孕;夫妇一方,因某些因素阻碍受孕,一旦纠正仍能受孕者,称相对性不孕。

3. 辨证　根据月经的期、量、色、质,经期伴随症状、舌脉进行综合分析,辨其病位、虚实。

4. 针灸治疗排卵功能障碍性不孕症有较好的疗效,但其疗程较长。对输卵管堵塞的输卵管性不孕需要综合治疗。

【辨证思路】

区分虚实之异:虚者多因肾虚胞寒;实者多因肝气郁结、痰湿阻滞、瘀阻胞宫。

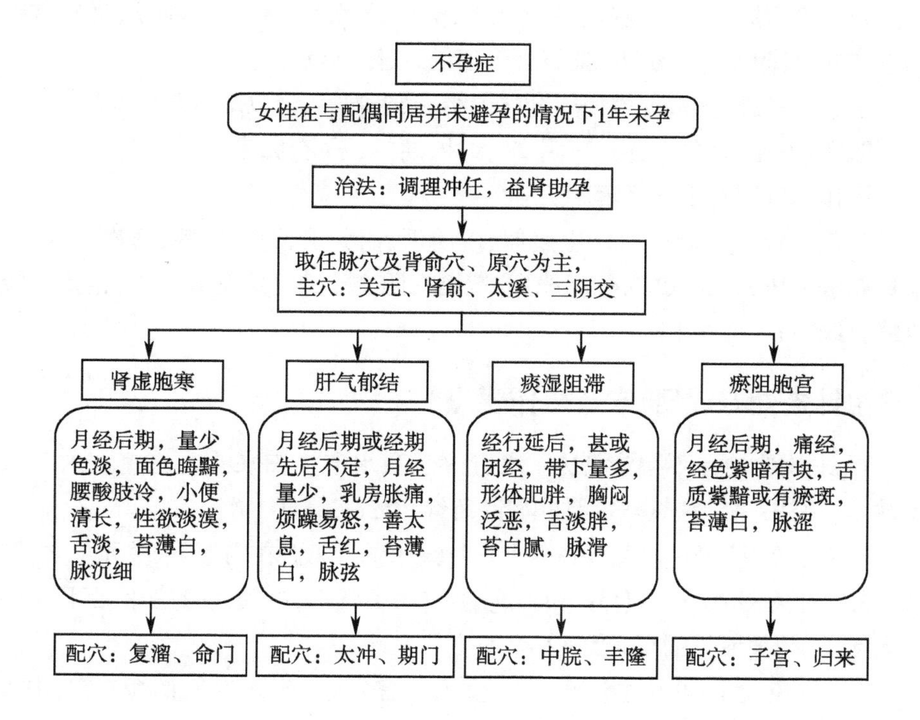

【病例思维程序示范】

患者王某,27岁,已婚。初诊:2011年10月19日。主诉:婚后2年,未避孕1年未孕。月经史:5-7/30。LMP:10月2日。经行腹痛,乳房胀痛。生育史:0-0-0-0。2011年9月16日外地输卵管造影:宫腔粘连,双侧输卵管壶腹部阻塞。男方精液常规:a+b<30%。2011年6月6日B超示:左附件包块,大小4.5cm×3.5cm,实性。平素烦躁易怒,善太息,脉细弦,舌红,苔薄黄腻。

辨证思维程序:

第一步:详细询问病史,明确诊断。区别原发性不孕还是继发性不孕;绝对性不孕还是相对性不孕。

患者婚后2年,未避孕1年未孕,输卵管造影:宫腔粘连,双侧输卵管壶腹部阻塞。男方精液常规a+b<30%。妇科B超提示左附件实性包块。患者虽有宫腔粘连、输卵管阻塞等阻碍受孕因素,但仍可纠正,因此诊断为原发性不孕、相对性不孕。

第二步:依据月经、带下情况及全身症状、舌脉等进行综合分析,辨证分型。患者经行腹痛,乳房胀痛,平素烦躁易怒,善太息,舌红,脉细弦,又有宫腔粘连、输卵管阻塞史。综上,证属肝气郁结、瘀阻胞宫。

第三步:治疗。根据辨证属肝气郁结、瘀阻胞宫,治以疏肝理气通络。

取穴:关元、肾俞、太溪、三阴交、太冲、期门、子宫、归来;

操作:毫针刺,平补平泻。

其他治疗:①耳针:取内生殖器、皮质下、内分泌、肾、肝、脾,每次3~5穴。毫针刺法或压丸法。②穴位埋线:取双侧三阴交。按埋线常规操作,植入可吸收缝合线1cm,每月1次。

【常用针灸处方、经验穴及操作要点】

1. 朱汝功治疗不孕症处方　关元、气海、水道双、归来双、足三里双、内关双、太冲双。手法:平针法,得气后加电针,留针20min,隔日1次。

2.《针灸甲乙经·妇人杂病第十》:"女子绝子,坏血在内不下,关元主之。"

3.《针灸资生经·第七》:"妇人绝嗣不生,灸气门,在关元旁三寸,百壮……妇人无子,针关元。涌泉,治妇人无子。"

4.《针灸大全·八法主治病证》:"女人子宫久冷,不受胎孕;照海二穴,中极一穴,三阴交二穴,子宫二穴。"

第九节 小儿遗尿

【概述】

遗尿主要指3岁以上小儿睡眠中小便自遗、醒后方知，且反复发生的一种病证；一般睡眠较深，不易唤醒，症状持续3个月。本病相当于西医学的儿童单症状性夜遗尿(nocturia)。

【主要病因病机】

1. 禀赋不足，肾气不固，膀胱约束无权；
2. 久病体虚，肺脾气虚，上虚不能制下，膀胱约束无力；
3. 劳神太过，心阴暗耗，心肾失交，君火动越于上，相火应之于下；
4. 情志不畅，肝经郁热，失于疏泄，三焦水道通利失常，邪迫膀胱而遗尿。

【辨证注意点】

1. 诊断要点　参照《中医儿科临床诊疗指南》:

(1) 仔细询问病史，3~5岁者，每周至少有5次遗尿，5岁以上者，每周至少2次遗尿。

(2) 结合实验室检查：一般而言，本病尿常规及尿培养无异常发现；X线片检查，部分患儿可发现有隐形脊柱裂，泌尿系X线造影可见其结构异常。

2. 鉴别诊断　鉴别原发性与继发性；与神经系统疾病如脊髓、大脑病变、大脑发育不全、隐形脊柱裂鉴别；继发性疾病：泌尿系统感染、泌尿系异物(包皮过长、寄生虫等)，以及糖尿病、尿崩症等。

3. 辨证　分清虚实，本病实证以心火与湿热为主，虚证以肾虚与脾虚为主，病久可由阴及阳，虚实夹杂。

【辨证思路】

一、分清虚实。

	实证	虚证
病程	短	长

续表

	实证	虚证
遗尿性质	尿量少、黄燥	尿频清长
全身症状	面红唇赤、性情急躁、头额汗多，龂齿夜惊，睡眠不宁，大便干燥	面白神疲，纳少乏力，肢冷自汗，大便溏薄，反复感冒
舌象	舌红苔黄	舌淡苔滑、边有齿痕
脉象	脉盛气盛	脉虚气怯

二、治疗原则

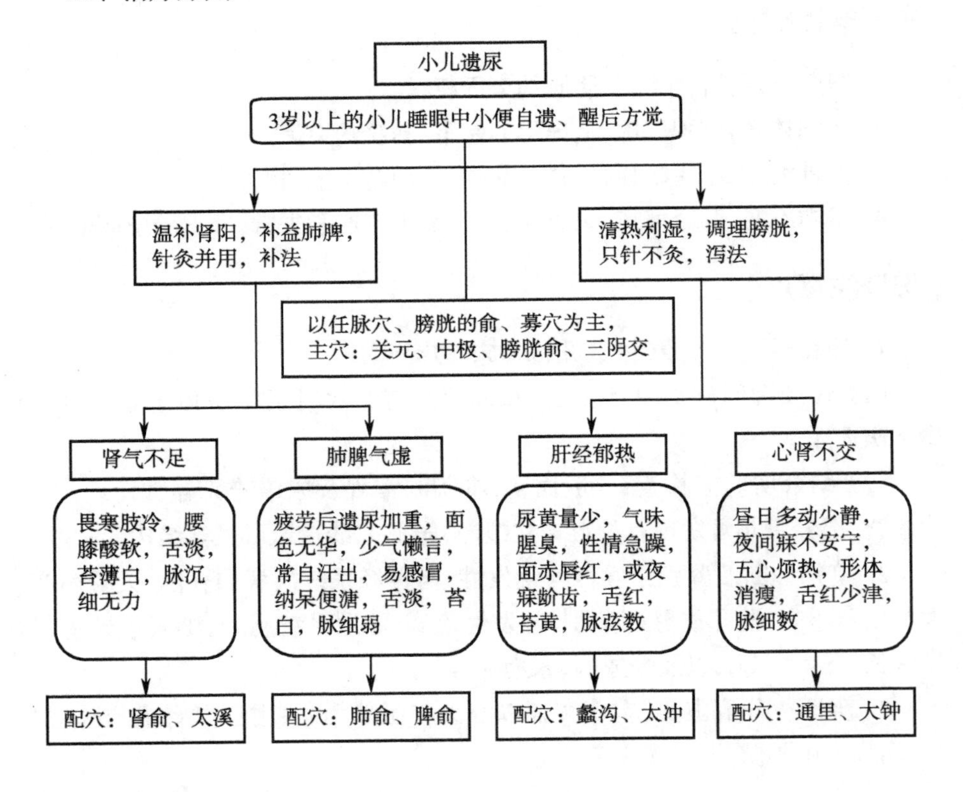

【病例思维程序示范】

吴某，男，8岁。初诊：2016年8月10日。遗尿5年。患儿自2012年以来每夜均遗尿一次，睡觉深沉，不易唤醒，唤醒亦昏糊朦胧，平素体质一般，面色㿠白，饮食正常，白天小便正常，大便无殊，舌脉如常。查体：咽部无充血，吞咽正常，心肺听诊无殊，腹软，无压痛，肝脾肋下未触及，外阴无包茎、无畸形。

母亲孕期未遭受放射线毒物、激素类药物等不良刺激，家族中无隐性脊柱裂病史。其母尤为谨慎，恐药物及影像检查之不良反应，发病至今未诊治。

辨证思维程序：

第一步：应明确诊断。本患儿8岁，每晚遗尿，长达5年，睡觉深沉，不易唤醒，考虑为小儿遗尿。

第二步：辨别证候。患者先天禀赋不足，病程较长，面色㿠白，考虑为肾气不足证。

第三步：相关检查。根据患者症情，可进一步查尿常规、粪常规、肾输尿管超声等无创检查以明确诊断。

第四步：治疗。因辨为肾气不足证，治当补肾固脬。取任脉、足太阳膀胱经穴为主。

处方：关元、中极、膀胱俞、三阴交、肾俞；

手法：各穴行补法，关元、中极针后加灸。每周治疗3次。

【常用针灸处方、经验穴及操作要点】

头皮针：双侧足运感区（前后正中线中点，左右旁开各1cm处，向后引平行于前后正中线的3cm直线）。操作：平刺进针15~20mm快速捻转针体，捻转速度200转/min，持续3min，留针60min，每隔10min运转1次。

第十节　小儿脑瘫

【概述】

脑性瘫痪是指脑损伤所致的非进行性中枢性运动功能障碍，以肌张力、姿势和运动异常为特点的临床综合征，属于中医学“五迟、五软、五硬、痿证”的范畴。临床常合并其他伴随疾病，如智力低下、视听觉异常、癫痫、语言障碍及行为障碍等；主要由围产期和出生前各种原因引起脑发育异常等导致，如母孕期感染、胎儿窘迫、新生儿窒息、早产、脑血管疾病或全身出血性疾病等。

【主要病因病机】

本病多因先天不足、肝肾亏虚，筋骨肌肉失养；或因产伤、外伤损伤脑髓，瘀阻脑络；或后天失养，心脾两虚；或热病痰火上扰，痰浊阻滞，痰蒙清窍，心脑神明失主，肢体活动失灵所致。

【辨证注意点】

1. 诊断要点　参照中国康复医学会指南：

（1）持续存在的中枢性运动障碍；运动及姿势发育异常；反射发育异常；肌张力及肌力异常。

（2）结合病因学依据和头颅 MRI 或 CT 检查。

2. 辨证　本病病位在脑，与心、肝、脾、肺、肾密切相关，多属虚证，但临诊时，亦需注意因痰浊、瘀血阻滞而表现为虚实夹杂之证。

【辨证思路】

一、辨脏腑、病因

各种先天因素致病，包括遗传变性、染色体病及原因不明者，都可归属于先天不足；代谢营养因素所致者多在脾。

二、辨证施治

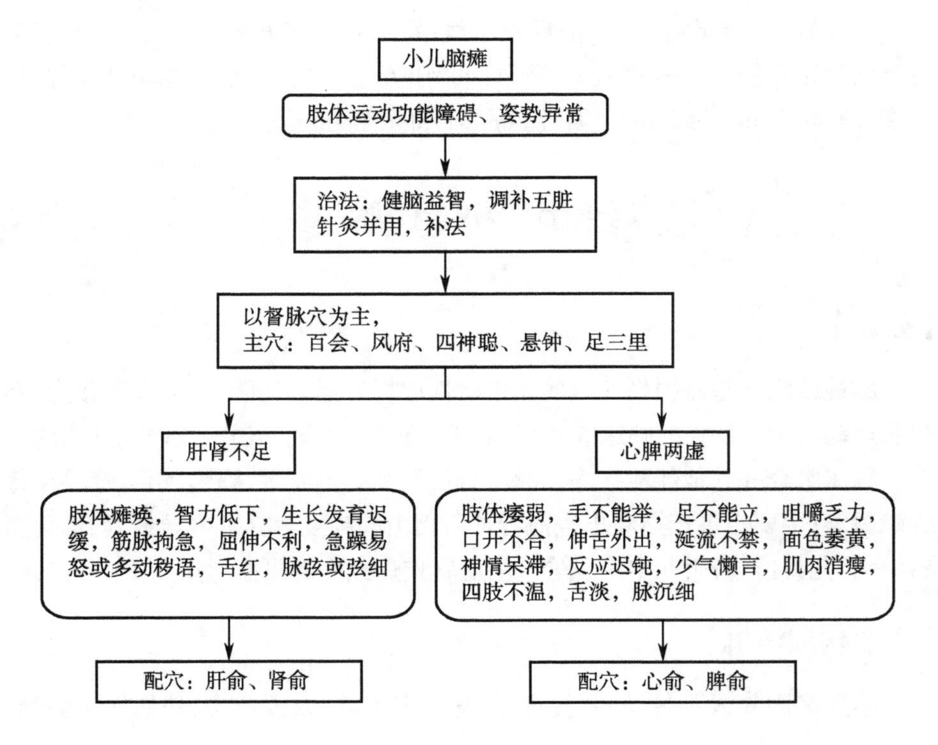

三、临证配穴

上肢瘫痪配肩髃、曲池，下肢瘫痪配环跳、阳陵泉，语言障碍配哑门、通里。

【病例思维程序示范】

吴某，男，4岁，于2010年11月20日就诊。患儿经剖宫产出生时一般情况可，随着成长逐渐发现发育较同龄儿童差，身形瘦小，能进行语言交流，但发音不清，双下肢无力，行走15min后即自觉双腿无力，面色萎黄，舌淡，脉沉细。查体：左侧握力较右侧弱，两腿肌力Ⅳ级。

辨证思维程序：

第一步：首先区分虚实。患儿发育迟缓，身形瘦小，下肢无力，考虑为虚证。

第二步：根据患儿出生时一般情况尚可，随成长逐渐出现发育迟缓，面色萎黄，发音不清，下肢无力，考虑为后天失养，辨为心脾两虚证。

第三步：相关检查。根据患者症情可行头颅CT示、脑电图等检查以明确诊断。经查，患儿头颅CT示脑白质发育迟缓。脑电图无异常。

第四步：治疗。因辨为心脾两虚证，治拟养心健脾，补益气血。

选穴：百会、四神聪、足三里、心俞、脾俞、肾俞、环跳、阳陵泉、哑门、通里

手法：各穴用补法，背俞穴向内下方斜刺，针后加灸。体针留针30min，头部腧穴留针60min，在保证安全的前提下同时让患儿活动行走。每周治疗3次。

【常用针灸处方、经验方及操作要点】

1. 梅花针叩刺督脉和夹脊穴　以隐隐出血为度，治疗不随意运动型小儿脑瘫。

2. 排针刺　头皮针取顶中线（督脉，头部正中线入前发际0.5寸为进针点）、顶旁线（膀胱经，头部正中线旁开1.5寸，入前发际0.5寸为进针点）、枕中线（督脉，头部正中线入后发际上2.5寸为进针点）、枕旁线（膀胱经，头部正中线旁开1.3寸，后发际直上2.5寸为进针点）、颞线（耳尖直上2寸处为进针点）。

参考文献

[1] 中华中医药学会．中医妇科常见病诊疗指南[M]．北京：中国中医药出版社，2012.

[2] 宋颖，李蓉．多囊卵巢综合征中国诊疗指南解读[J]．实用妇产科杂志，2018，34(10):

737-741.
[3] 陆炎垚,裴建,施征. 海派中医陆氏针灸[M]. 上海:上海科学技术出版社,2017.
[4] 张田宁,周美启. "经验效穴"探析[J]. 中国针灸,2013,33(1):70.
[5] 张罗琴,李金香,潘诗敏,等. 针刺人工周期法治疗排卵障碍型异常子宫出血(脾虚证)临床观察[J]. 中国针灸,2019,39(5):489-494.
[6] 中国针灸学会. 循证针灸临床实践指南:原发性痛经[M]. 北京:中国中医药出版社,2014:3-13.
[7] 陆瘦燕,朱汝功. 陆瘦燕朱汝功论针灸辨证论治[M]. 上海:上海科学技术出版社,2014.
[8] 李晓喆,张素娟. 赖新生教授"通元针法"结合中药治疗卵巢早衰临床经验[J]. 中国针灸,2017,37(7):303-306.
[9] 王飞,房繄恭,陈滢如,等. 针刺治疗卵巢早衰的前瞻性病例序列研究[J]. 中国针灸,2014,34(7):653-656.
[10] 张亚楠,胡国华,王隆卉,等. 海派朱氏妇科调经经验浅析[J]. 中医文献杂志,2018,(6):56-59.
[11] 张君,邵素菊,任重,等. 邵经明教授治疗崩漏经验[J]. 中医研究,2017,30(10):28-30.
[12] Lumsden MA. The NICE guideline-Menopause:diagnosis and management[J]. Climacteric,2016,19(5):426-429.
[13] 鲁凌云,周思远,刘婷,等. 基于数据挖掘技术探究国内针灸治疗围绝经期综合征的选穴规律[J]. 中国针灸,2014,34(10):1017-1022.
[14] 陈瑞银,胡国华,余思云. 朱南孙教授治疗慢性盆腔炎. 吉林中医药,2013,33(9):881-883.
[15] Chiu HY,Pan CH,Shyu YK,et al. Effects of acupuncture on menopause-related symptoms and quality of life in women in natural menopause: a meta-analysis of randomized controlled trials[J]. Menopause,2015,22(2):234.
[16] 周晨,董元花,张晶,等. 脐灸治疗气血虚弱型产后缺乳30例[J]. 中国针灸,2017,37(7):733.
[17] 杨一华,黄国宁,孙海翔,等. 不明原因不孕症诊断与治疗中国专家共识[J]. 生殖医学杂志,2019,28(9):984-992.
[18] 宋靖宜,董莉,朱南孙. 朱南孙治疗不孕验案两则[J]. 中华中医药杂志,2017,32(12):5381-5383.

[19] 王仲易，杜可，李晨，等．中医儿科临床诊疗指南·小儿遗尿症（修订）[J]. 中医儿科杂志，2018，14（1）：4-8.

[20] 马琼．小儿遗尿案[J]. 中国针灸，2018，38（5）：462.

[21] 中国康复医学会儿童康复专业委员会，中国残疾人康复协会小儿脑性瘫痪康复专业委员会．中国脑性瘫痪康复指南（2015）[J]. 中国康复医学，2015，30（7）：747-754.

[22] 夏慧芸，刘振寰．脑瘫患儿心理行为异常及其治疗进展[J]. 中国儿童保健杂志，2011，19（10）：921-923.

[23] 韩雪，尚清，马丙祥．梅花针叩刺督脉和夹脊穴为主治疗不随意运动型小儿脑瘫疗效观察[J]. 中国针灸，2010，30（5）：359-363.

[24] 翟伟，陈俊军，熊健，等．聪脑通络法针刺治疗小儿脑瘫疗效观察[J]. 中国针灸，2009，29（11）：868-872.

第四章　皮、外、伤科病证

第一节　瘾　疹

【概述】

瘾疹是一种瘙痒性皮肤病，以皮肤出现时隐时现的红色或苍白色风团为主要表现。本病西医学称为荨麻疹。

【主要病因病机】

本病可由先天禀赋不足，卫外不固，风邪乘虚侵袭所致；或因表虚不固，风寒、风热外袭，客于肌表，致使营卫失调而发；或因饮食不节，过食辛辣肥厚，或肠道寄生虫，使肠胃积热，复感风邪，内不得疏泄，外不得透达，郁于皮毛腠理之间而发；情志内伤，冲任不调，肝肾不足，血虚生风生燥，阻于肌肤也可致病。对食物、药物、肠道寄生虫等过敏亦发作本病。

【辨证注意点】

1. 明确诊断

（1）临床表现：皮损可发生于任何部位，出现形态不一，大小不等的红色或白色风团，界限清楚，一般迅速消退，不留痕迹，以后不断成批出现，时隐时现。如单纯发生在眼睑、口唇、阴部等组织疏松处，出现浮肿，边缘不清，而无其他部位皮疹者，为游风；其局部不痒或轻微痒感，或有麻木肿胀感，水肿经2~3天消退，也有持续更长时间者，消退后不留痕迹。患者可自觉皮肤灼热、瘙痒剧烈；部分患者可出现怕冷，发热等症状；如侵犯消化道黏膜，可伴有恶心呕吐，腹痛，腹泻等症状；喉头和支气管受累时可导致喉头水肿及呼吸困难，出现明显气闷窒息感，甚至发生晕厥。

（2）根据病程长短，可分为急性和慢性两种。急性者发作数天；慢性者，反复发作，迁延数月，经年不断。

（3）辅助检查：皮肤划痕试验阳性。血液中嗜酸性粒细胞升高。若伴感染时，白细胞总数、中性粒细胞百分比增高。

2. 鉴别诊断

（1）丘疹性荨麻疹为风团性丘疹或小水疱；好发于四肢、臀、腰等处；夏季儿童多见。

（2）阑尾炎：伴有腹痛的荨麻疹需要与外科急腹症如阑尾炎等区别，后者右下腹疼痛较著，有压痛，血液白细胞总数和中性粒细胞增多。

3. 辨证分型　风团色白，遇寒加重者，辨证为风寒束表证；风团鲜红，遇热加重者，辨证为风热犯表证；风团呈较大面积片状、色红，伴脘腹疼痛，恶心呕吐等症状者，辨证为胃肠湿热证；反复发作，迁延日久，伴心烦易怒，口干等症状者，辨证为血虚生风证。

【辨证思路】

依据风团形态、舌脉，辨证分型。

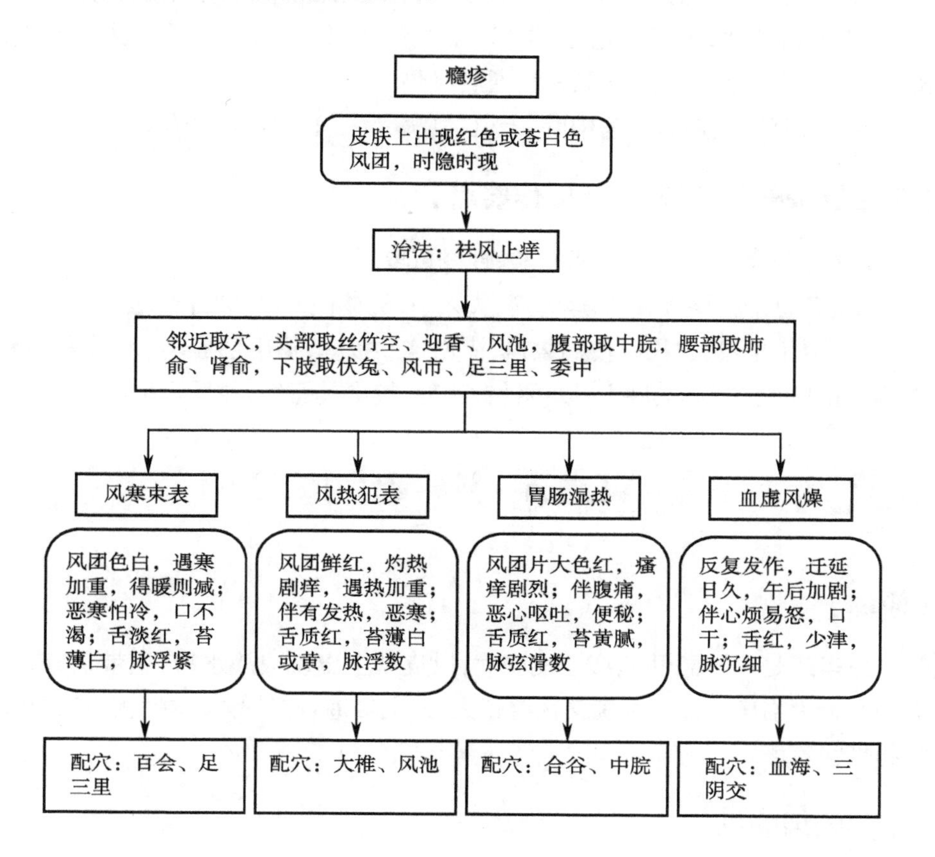

【病例思维程序示范】

何某，女，33岁，2008年4月17日就诊，患者诉1周前出现皮肤瘙痒，随即出现风团，呈鲜红色，变大成片，时隐时现，于皮肤科就诊，使用药物治疗后有好转，但仍瘙痒剧烈，平素喜食油腻，大便经常不成形。体检：患者四肢部见大小不等，鲜红色风团，皮肤划痕试验阳性，舌红苔黄腻，脉滑。

辨证思维程序：

第一步：明确诊断。患者出现风团样皮疹，诊为瘾疹。

第二步：辨证分型。风团色红，瘙痒剧烈，伴饮食不节，大便不成形，舌红苔黄腻，脉滑，属胃肠湿热证。

第三步：辨证论治。患者青年女性，喜食油腻，湿热之邪郁于肌肤，外不得透达，内不得疏泄，故风团色红，瘙痒；湿热蕴脾，故大便溏薄，舌红苔黄腻，脉滑。证属胃肠湿热，治拟疏风解表，通腑泄热。

取穴：风池、曲池、合谷、中脘、天枢、血海、足三里、丰隆、三阴交。

【常用针灸处方、经验穴及操作要点】

1.《针灸聚英》："面上虫行有验，迎香可取。"

2.《备急千金要方》："风痒赤痛，灸人中，近鼻柱二壮，仰卧灸之。"

3.《卫生宝鉴》："段库使病大风，满面连颈极痒，眉毛已脱落，须以热汤沃之，则稍缓治之，当刺其肿上，以锐针针其处，按出其恶气，肿尽乃止。"

第二节　蛇　串　疮

【概述】

蛇串疮是一种急性疱疹性皮肤病，以皮肤上出现成簇水疱，呈带状分布，痛如火燎为临床特征。本病又称缠腰火丹、火带疮、蛇丹等。本病相当于西医学的带状疱疹。

【主要病因病机】

本病多因情志内伤，肝郁气滞，久而化火，肝经火毒，外溢肌肤而发；也可因饮食不节,脾失健运,湿邪内生,蕴而化热,湿热内蕴,外溢肌肤而生;或因感染毒邪,湿热火毒蕴结于肌肤而成;年老体虚者,常因血虚肝旺,湿热毒盛,气血凝滞,以致疼痛剧烈,病程迁延。

【辨证注意点】

1. 明确诊断

(1)临床表现:一般先有轻度发热、倦怠、食欲不振,以及患部皮肤灼热感或神经痛等前驱症状,但亦有无前驱症状即发疹者。经 1~3 天后,患部皮肤出现不规则的红斑,继而出现多数和成簇的粟粒至绿豆大小的丘疱疹,迅速变为水疱,聚集一处或数处,排列成带状,水疱往往成批发生,簇间隔以正常皮肤。病程在儿童及青年人,一般 2~3 周,老年人 3~4 周。愈后很少复发,在皮损愈合后,部分患者会遗留局部神经疼痛。

(2)辅助检查:血常规、疱疹基底部刮取物、活检组织标本固定后染色镜检有助于诊断。染色镜检见到多核巨细胞和核内嗜酸性包涵体。

2. 鉴别诊断:

(1)热疮:多发生于皮肤黏膜交界处,皮疹为针尖至绿豆大小的水疱,常为一群,1 周左右痊愈,易复发。

(2)漆疮、膏药风:发病前有明确的接触史,皮疹发生在接触部位,与神经分布无关。无疼痛,自觉灼热、瘙痒。

3. 辨证分型 皮损鲜红,疱壁紧张,灼热刺痛,伴口苦咽干,烦躁易怒者,辨证为肝经郁热;皮损颜色较淡,疱壁松弛,疼痛略轻,伴食少腹胀,大便时溏者,辨证为脾虚湿蕴;疱疹消退后疼痛不止者,辨证为气滞血瘀。

【辨证思路】

根据患者的特征性水疱形态及病史诊断蛇串疮。

一、分期治疗

根据患者发病的时间与皮损、疼痛的程度进行分期治疗。

二、辨证论治依据主症及舌脉,辨证分型

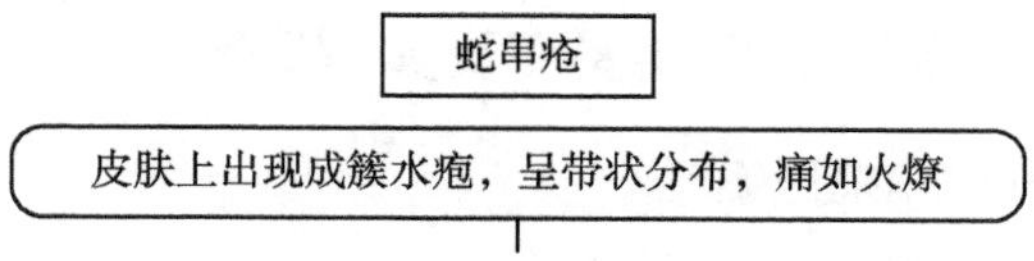

蛇串疮

皮肤上出现成簇水疱,呈带状分布,痛如火燎

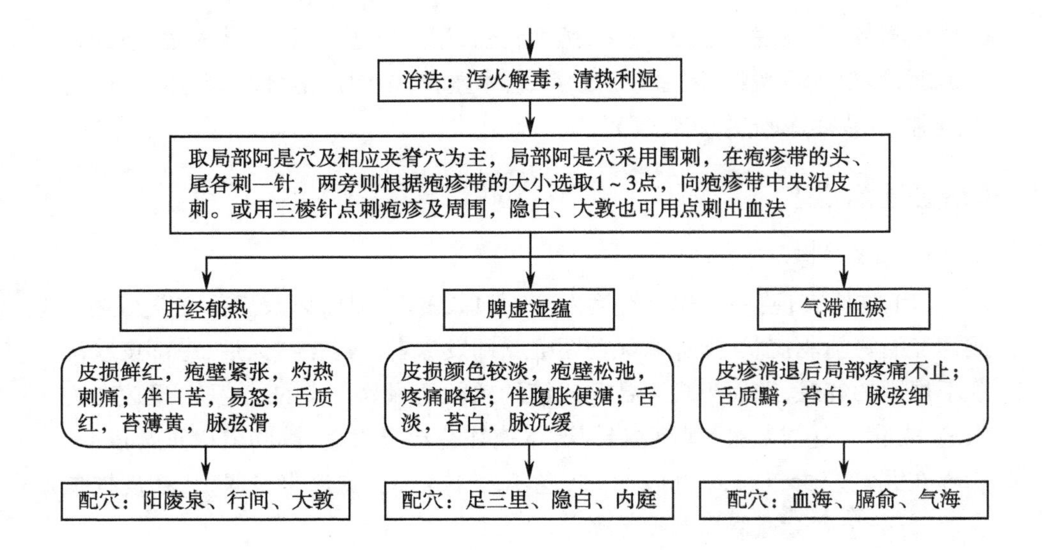

【病例思维程序示范】

李某，男，70岁，2011年4月19日就诊。主诉：左侧腰部疼痛伴疱疹8天。患者8天前无明显诱因出现左侧腰部疼痛，半天内局部出现簇集性疱疹，疱疹面积5cm×6cm，疱液澄清透明。体检：疱疹结痂，局部有烧灼、痒痛感，遇热加重，因疼痛无法入眠，眼干痒，口渴欲饮，纳可，小便黄，大便干，舌红，苔黄，脉沉滑。

辨证思维程序：

第一步：明确诊断。患者沿周围神经分布区域皮肤出现簇集性水疱，有明显的神经痛症状（烧灼、痒痛），可确诊为蛇串疮。

第二步：辨证分型。患者疱疹局部烧灼、疼痛不止，遇热加重，眼干痒，小便黄，大便干，舌红，苔黄，脉沉滑，属肝经郁热。

第三步：辨证论治。气滞湿热郁阻，则灼热疼痛；肝为刚脏，肝经郁热，肝胆火盛，则眼干痒，口渴欲饮、小便黄、大便干、舌质红、苔黄、脉沉滑均为热盛之象，治拟清肝火，解热毒。

取穴：局部阿是穴、对应脊柱节段夹脊穴、支沟、阳陵泉、三阴交、行间。

【常用针灸处方、经验穴、操作要点及典型医案】

陆氏针灸治疗蛇串疮医案

瞿某，女，80岁，1980年12月9日初诊。

主诉:左下肢内侧疱疹1周。

现病史:患者1周前自外地返上海,乘船夜间受凉,回家后吃鲜蟹及海鲜等食物随即发热,最高38.3℃,左下肢大腿内侧瘙痒刺痛,胸脘痞闷,恶心呕吐,纳呆便秘。次日左大腿内侧出现成群水疱,如绿豆大小,疱周皮肤红色,搔破后流黄水,疱群成条状,约有一尺许,局部疼痛发热微肿。来院治疗。诊得脉象细而弦数,舌苔薄白根腻。

治法:化湿清热、宣络止痛。

处方:①尺泽、孔最、下廉、偏历;②手三里、足三里、三阴交、合谷。

操作:捻转泻法,留针20min。

第三节　牛　皮　癣

【概述】

牛皮癣是一种慢性瘙痒性皮肤病,以皮肤局限性苔藓样变,伴剧烈瘙痒为临床特征。在中医文献中,因其好发于颈项部,故称为摄领疮;因其缠绵顽固,故亦称为顽癣。相当于西医学的神经性皮炎。本病好发于青壮年,多在夏季加剧,冬季缓解。

【主要病因病机】

初起多为风湿热之邪阻滞肌肤,或颈项多汗,衣领摩擦等所致;病久耗伤阴液,营血不足,血虚生风生燥,肌肤失养而成;血虚肝旺,情志不遂,郁闷不舒,或紧张劳累,心火上炎,以致气血运行失职,凝滞肌肤,每易成诱发的重要因素,且致病情反复发作。总之,情志内伤、风邪侵袭是本病发病的诱发因素,营血失和、经脉失疏、气血凝滞则为其病机。

【辨证注意点】

1. 明确诊断

(1)皮损特点:皮损初起为有聚集倾向的多角形扁平丘疹,皮色正常或略潮红,表面光泽或覆有菲薄的糠皮状鳞屑,以后由于不断地搔抓或摩擦,丘疹逐渐扩大,互相融合成片,继之则局部皮肤增厚,纹理加深,互相交错,表面干燥粗糙,并有少许灰白色鳞屑,而呈苔藓样变,皮肤损害可呈圆形或不规则形斑片，边界清楚，触之粗糙。由于搔抓，患部及其周围可伴有抓痕、出血点或血痂，其附近也可有新的扁平小丘疹出现。

（2）本病病程缓慢，常数年不愈，反复发作。

（3）临床上按其发病部位、皮损多少分为泛发型和局限型两种。局限型，皮损仅见于颈项等局部，为少数境界清楚的苔藓样肥厚斑片；泛发型，分布较广泛，好发于头、四肢、肩腰部等处，甚至泛发全身各处，皮损特点与局限型相同。

2. 鉴别诊断

（1）慢性湿疹：多有急性湿疮发病史，皮损以肥厚粗糙为主，伴有丘疹、水疱、糜烂、渗出，边界欠清，病变多在四肢屈侧。

（2）皮肤淀粉样变：多发在背部和小腿伸侧，皮肤为高粱米大小的圆顶丘疹，色紫褐，质较硬，密集成群，角化粗糙。

（3）白疕：皮损基底呈淡红色，上覆以银白色糠秕状鳞屑，剥去后有薄膜现象和点状出血。

3. 辨证分型　皮损色红，伴心烦易怒，失眠多梦者，辨证为肝郁化火；皮损呈淡褐色片状，粗糙肥厚，时发剧痒，辨证为风湿蕴肤；皮损灰白，抓如枯木，伴心悸怔忡者，辨证为血虚风燥。

【辨证思路】

辨证论治：依据皮损性质及兼症，辨证分型。

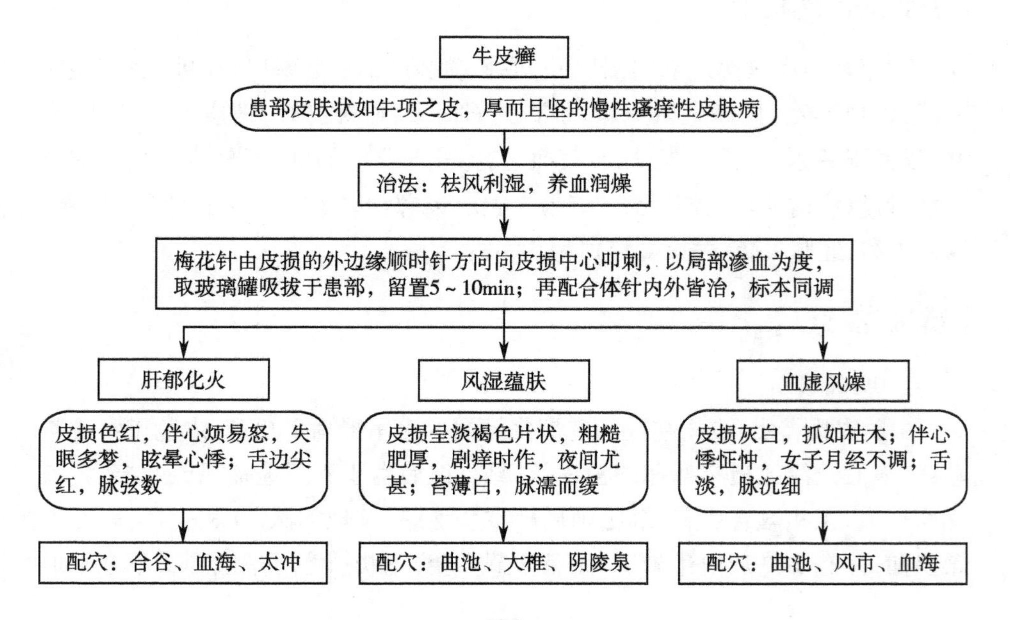

【病例思维程序示范】

季某，女性，22岁，1993年6月初诊。患颈项部局限性神经性皮炎3年，久治不愈。体检：患者右侧颈项部有一3cm×5cm大小、淡红色不规则扁平丘疹，表面有少量鳞屑，伴有抓痕，皮损中央可见嵴沟，瘙痒难忍，伴心烦，舌红苔薄微黄，脉弦数。

辨证思维程序：

第一步：明确诊断。患者颈项部有红色皮损，皮疹为扁平多角形丘疹，无渗出，病程慢性，常反复发作，可确诊为牛皮癣。

第二步：辨证分型。患者皮损色红，伴心烦，舌红，苔薄微黄，脉弦数，属肝郁化火。

第三步：辨证论治。《诸病源候论·摄领疮候》云："摄领疮，如癣之类，生于项上痒痛，衣领拂着即剧，是衣领揩所作，故名摄领疮也。"《外科正宗·顽癣》云："牛皮癣如牛项之皮，顽硬且坚，抓之如朽木。"患者情志内伤，肝郁气滞，郁久化火，肝胆火盛，熏蒸肌肤，故见皮损色红；火热内扰则心烦；舌红、苔薄黄，脉弦数为肝经化火之象。治以疏肝祛风，活血清热。

取穴：曲池、合谷、血海、阳陵泉、足三里、三阴交、太冲、阿是穴。

【常用针灸处方、经验穴、操作要点及典型医案】

陆氏针灸治疗牛皮癣医案

张某，男，32岁，1963年10月14日初诊。

主诉：癣疮发于项背，瘙痒难忍，干燥起屑，状若牛皮9年

现病史：从1954年起历经针灸及西药治疗，愈而复发，反复3次，未能根除，这次有发展蔓延之势。

治法：祛风利湿，疏通经脉。

处方：风池、风门、三阴交、阴陵泉、委中、天井。

操作：捻转提插。癣痒部以七星针叩击15min。

治疗1月，2月后随访基本痊愈。

第四节　湿　　疮

【概述】

湿疮是一种由多种内外因素引起的过敏性炎症性皮肤病，以多形性皮损，对称分布，易于渗出，自觉瘙痒，反复发作和慢性化为临床特征。本病相当于西医的湿疹，一般可分为急性、亚急性、慢性三类。

【主要病因病机】

本病多由禀赋不耐，风、湿、热阻于肌肤所致。饮食不节，过食动风之品；嗜酒伤脾，湿热内生，外感风邪，内外合邪，浸淫肌肤；素体本虚，肌肤失养；湿热蕴久，耗伤阴血，血虚风燥，均可发为本病。

【辨证注意点】

1. 明确诊断

（1）根据病程和皮损特点，一般分为急性、亚急性、慢性三类。

（2）根据湿疮发生的部位，辨明湿疮的特殊类型，如四弯风，阴囊湿疮等。

2. 鉴别诊断

（1）接触性皮炎与急性湿疮相鉴别。有明确接触史。皮损局限于接触部位，以红斑、潮红、肿胀、水疱为主，形态较单一，边界清楚，去除病因后很快痊愈。

（2）牛皮癣与慢性湿疮相鉴别。皮损好发于颈部、四肢伸侧、尾骶部。初为多角形扁平丘疹，后融合成片，典型损害为苔藓样变，皮损边界清楚，无糜烂渗出史。

3. 辨证分型　一般而言，发病急，皮损潮红灼热，瘙痒伴身热，心烦口渴者，辨证为湿热浸淫；发病较缓，皮损潮红，瘙痒伴纳少，神疲便溏者，辨证为脾虚湿蕴；病久，皮损色黯或色素沉着，口干不欲饮，纳差腹胀者，辨证为血虚风燥。

【辨证思路】

依据皮损形态及舌脉，辨证分型。

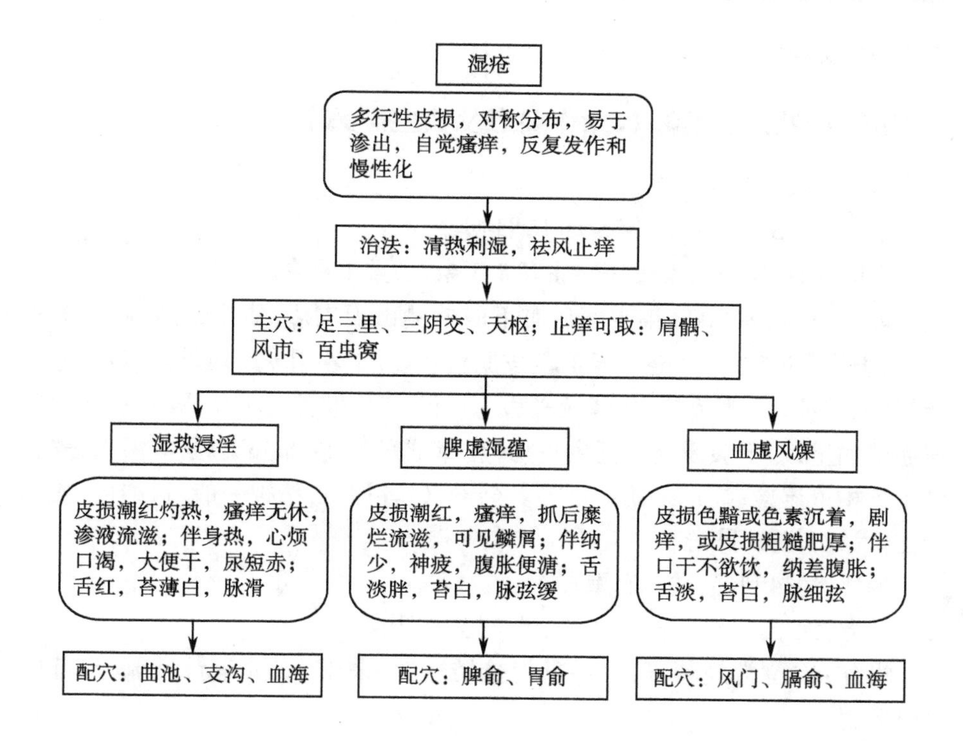

【病例思维程序示范】

王某，女性，7岁，1991年5月11日初诊。患者有湿疹史5年半，发病部位以面部、四肢为主。诸症于夜间加剧，瘙痒难忍。家长诉自发病以来，历经中、西药物治疗，并以激素类药膏外涂，起初有效，久则罔效，且愈发愈烈，皮肤呈苔藓样变，伴色素沉着。体检：全身散在多发性湿疹，皮损表现为红色或棕褐色丘疹，伴抓痕、血痂，成点、片状散布于面颊、眼角、颈项、躯干和四肢。胃纳欠佳，大便溏，苔薄腻，脉细数。

辨证思维程序：

第一步：明确诊断。患者皮损为红色或棕褐色丘疹为主，呈点、片状分布，有渗出倾向，病程呈反复发作，瘙痒剧烈，可确诊为湿疮。

第二步：辨证分型。患者皮损为红色或棕褐色丘疹，瘙痒，夹有抓痕，抓后流滋，形成血痂，大便溏；苔薄腻，脉细数，属脾虚湿蕴。

第三步：辨证论治。患者禀赋不耐，脾虚生湿，治以健脾化湿，祛风止痒。

取穴：中脘、天枢、关元、风市、血海、百虫窝、阴陵泉、足三里、三阴交、肩髃、曲池、支沟。

【常用针灸处方、经验穴、操作要点及典型医案】

陆氏针灸治疗湿疮医案

李某，女，37岁，2016年5月18日初诊。

主诉：周身反复泛发皮疹伴瘙痒8年余，加重1月余。

现病史：患者2008年生育后右下肢外侧出现皮疹，瘙痒剧烈，后反复发作，皮疹面积逐渐扩大，遂至某医院皮肤科就诊，予外用尿素霜外敷，口服凉血合剂（清热凉血）等治疗，症情较平稳。1个月前，患者无明显诱因下，突然出现症情加重，双下肢及胸前泛发皮疹，瘙痒难耐，皮肤部分糜烂，有渗出，皮肤科予黄柏液湿敷，症情未明显好转。刻诊：患者神清，精神一般，胃纳可，夜寐不佳，舌红，苔黄，脉滑。

治法：清热利湿，祛风润燥。

处方：大椎、曲池、外关、血海、足三里、三阴交。

操作：穴位常规消毒，双手爪切捻转进针，采用1.5寸毫针针刺，局部以TDP照射。

第五节　乳　　癖

【概述】

乳癖是乳腺组织的良性增生疾病，以单侧或双刺乳房疼痛并出现形状大小不一的肿块，疼痛、肿块与月经周期相关为主要表现。本病相当于西医的乳腺增生病。

【主要病因病机】

本病多由于情志不遂，或受到精神刺激，导致肝气郁结，气机阻滞，思虑伤脾，脾失健运，痰浊内生，肝郁痰凝，气血瘀滞，阻于乳络而发。

【辨证注意点】

1. 明确诊断

首当辨识疼痛出现的时间，肿块的部位、质地以及活动程度，并结合辅助检查明确诊断。

（1）临床表现：常同时或相继在两侧乳房内发生多个大小不一的肿块，其形态不规则，或圆或扁，质韧，分散于整个乳房，或局限在乳房的一处。常在经前加剧，也可出现一段较长时间的缓解。

（2）辅助检查：B 型超声检查、X 线钼靶造影检查、乳房 MRI 可明确诊断。

2. 鉴别诊断

（1）乳核：多见于青年妇女，肿块表面光滑，边缘清楚，质地坚韧，活动度好，常发生于单侧乳房，一般无胀痛感觉。

（2）乳岩：多发生于 40~60 岁中老年妇女，病程较短，起病快，肿块质地坚硬如石，表面凹凸不平，边缘不清，活动度差，早期无压痛和自觉痛。局部穿刺活检、活体组织病理切片可进行鉴别。

3. 辨证分型　青壮年妇女，乳房胀痛，乳房肿块随喜怒消长，伴胸闷胁胀，善郁易怒者，辨证为肝郁痰凝证；中年妇女，乳房肿块或胀痛，经前加重，经后缓减，伴腰酸乏力，神疲倦怠者，辨证为冲任失调证。

【辨证思路】

依据疼痛性质及舌脉，辨证分型。

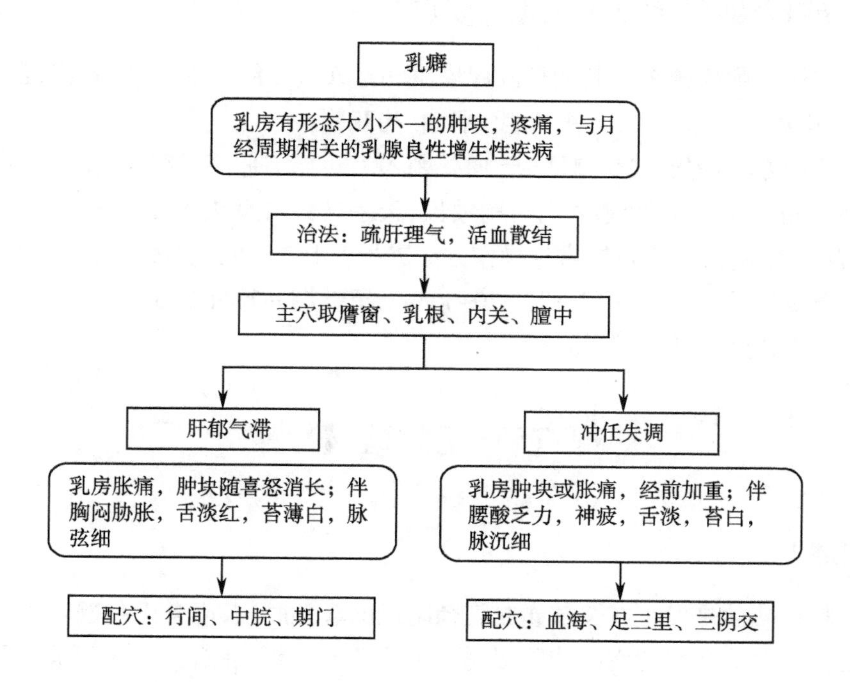

【病例思维程序示范】

某女，49 岁，2012 年 6 月初诊。就诊时诉双侧乳房胀痛，触碰痛甚，夜卧不安，2 月前双乳超声示双侧乳腺增生，又因近期患者家庭有一些变故，情绪不稳，疼痛更甚。体检：双侧乳房外上象限可触及多个大小不等，质韧的结节，局部触痛，无发红发热，双腋下淋巴结无异常，舌淡，苔薄白，脉弦细。

辨证思维程序：

第一步：明确诊断。患者中年妇女，两侧乳房内有大小不等的肿块，质韧，常感乳房胀痛，B 超示：乳腺增生，诊断为乳癖。

第二步：辨证分型。乳房肿块、胀痛，疼痛因情绪加重，伴夜卧不安，舌淡红，苔薄白，脉弦细，属肝郁气滞证。

第三步：辨证论治。患者情志不畅，肝郁气滞，脾失健运，痰浊内生，气血瘀滞，肝郁痰凝，瘀血阻于乳络，故致乳房肿块，伴疼痛；肝郁不舒，故夜卧不安；弦脉主肝病，证属肝郁气滞，治拟疏肝解郁，理气散结。

取穴：膻中、膺窗、乳根、内关、中脘、足三里、三阴交、行间。

【常用针灸处方、经验穴及操作要点】

国医大师郭诚杰针刺治疗乳腺增生病选穴分 2 组。甲组穴：屋翳、合谷、期门，均双侧。乙组穴：肩井、天宗、肝俞，均双侧。

针刺方法：屋翳穴针刺呈 25° 向外刺入 1.5 寸，有胀感；期门穴在 7~8 肋间向外平刺 1 寸，有胀麻感并向肩前放散；天宗穴针尖呈 25° 向外下方刺入 1.5 寸，有胀重感，其他穴可按常规操作方法进行。上 2 组穴交替使用，每天 1 次，用提插捻转手法补虚泻实，留针 20~30min，留针期间行针 2~3 次。连针 10 次为 1 疗程，疗程间休息 3 天。

第六节　腱鞘囊肿

【概述】

腱鞘囊肿是发生在关节囊或腱鞘附近的囊性肿物，内含无色透明或淡黄色黏液。关节和肌腱润滑液因损伤渗出停留于组织间隙，在滑膜褶皱处形成突起封闭的囊或管，进而发展为囊肿。多发于女性，常见于手腕背侧、足背部、手指掌指关节及近侧指间关节处。临床将手、足小关节处的滑液囊疝和发生在肌腱的腱鞘囊性肿统称为腱鞘囊肿。可归属于中医学的筋疣、筋瘤、筋结等。

【病因病机】

中医学认为由于外伤劳损或寒凝筋脉，局部气血凝聚，阻滞经络，气血运行不畅，日久湿聚成痰，壅阻于皮肤、经络、筋骨之间而成瘀成结。

【辨证注意点】

1. 明确诊断

（1）有外伤史或劳损史，多发生于关节周围，慢性起病，青壮年、女性多见；

（2）囊肿外观呈圆形或椭圆形，大小不等，部位表浅，边缘清楚，初起质软，触摸有波动感，表面光滑，与皮肤无粘连，基底固定；

（3）多发生于关节附近，生长缓慢，疼痛少见，偶有压痛及无力感。

（4）辅助检查：B超：囊壁薄而光整，边界清晰，呈中或高回声，囊肿无压缩性，囊内呈单房或由间隔分成多房，内部呈低回声影；X线片显示骨关节无改变。

2. 鉴别诊断

（1）腱鞘巨细胞瘤：该病表现为腱鞘无痛性肿块，逐渐增大，影响关节活动，属于良性肿瘤，易复发。MRI首选检查手段，显示典型的长T1短T2信号（色素沉着）。

（2）软骨瘤：为常见的良性骨肿瘤，发生在髓腔内的软骨瘤最为常见。好发部位为手、足的长管状骨，多发于青少年，起病缓慢，早期无明显症状，局部逐渐膨胀，特别是指（趾）部，可发生畸形及伴有酸胀感。可见边缘清晰，整齐的囊状透明阴影，受累骨皮质膨胀变薄，在透明阴影内，可见散在的砂粒样致密点，这是软骨瘤主要的X线征。

3. 辨证分型　由于劳伤筋脉或寒湿侵犯导致局部气血不和、血运不畅，证型分为痰凝血瘀证、寒凝气结证。

【辨证思路】

辨证治法为化痰祛瘀，通络散寒。取穴以局部阿是穴为主。以祛除黏液为关键，放出淤积的囊液减轻或消除腱鞘内部的压力，促进局部受损软组织的修复。

【病例思维程序示范】

李某,女,39岁,会计,8月6日就诊。自诉:左手腕背侧见一圆形肿物年余,因未感不适即未予以治疗,于1月前突然觉肿物加大,且感酸痛,压力时疼痛,活动受限,经西医诊断为“单房性腱鞘囊肿”,遂抽取积液,肿物即时消失,但数日后肿物复发如前,且增长速度加快,酸胀疼痛明显加重,活动仍受限,遂来治疗。

第一步:明确诊断。患者左手腕背侧见一圆形肿物,1月前突然觉肿物加大,且感酸痛,压力时疼痛,活动受限,西医抽取积液后复发如前,且增长速度加快,酸胀疼痛明显加重,活动仍受限,可以初步诊断为“腱鞘囊肿”。进一步查看:外伤劳损病史,患处的大小,质地,触痛及压痛,内含黏液情况,既往治疗,复发情况等。

第二步:辨证分析。患者工作为会计,长期书写或电脑操作,关节过度活动,劳伤经筋;加之邪气所居,郁滞运化不畅,气血阻滞,血不荣筋,夹痰夹瘀凝结,使关节周围组织发生黏液性病变。中医诊断为:筋瘤(痰凝血瘀证)。

第三步:针刺治疗。本患以祛瘀散结为治法,选阿是穴为主。取4根0.5寸针分别从肿物四周向囊肿刺入,采用平补平泻法,得气后再将消毒后三棱针直刺入肿物,见有黏液溢出后,将毫针取出,肿物即行消失,加压包扎后,嘱其24h后自行拆除。2个月后随访未见复发,腕关节活动自如。腱鞘囊肿预后良好,但复发率较高。平素应避免重复单一动作,减少腱鞘受损的机会。如复发,可继续行针刺。

【常用针灸处方、经验穴、操作要点及典型医案】

1. 单针针法浅刺　如腱鞘炎疼痛、活动受限为主,囊肿较小或不明显,临床多采用扬刺、齐刺、围刺法,穴位选择多局部阿是穴为主。

2. 火针疗法　临床多采用中粗火针,皮肤消毒后,右手持火针,针尖烧至通红发白后快速刺入囊肿中部随即迅速出针,再向囊肿前后左右刺入2~3针后挤压囊肿排出囊液,直至无黏液排出,消毒包扎创口。

3. 温针疗法　临床多选用1.5寸毫针和普通艾条,艾条制作为1cm长的艾段,每段为1壮。治疗前在囊肿局部进行常规消毒,先垂直刺入囊肿中心再由四周各平刺入1针,并在直刺针上加上艾段灸3壮,留针30min。

4. 针刀疗法　小针刀是由九针的演变而来,消毒、麻醉后用4号针刀垂直向囊肿中心穿刺，有落空感后退针刀至皮下，再向囊肿前后左右穿刺出针从四周挤压囊肿，见果冻样液体流出，直至囊肿消失。消毒包扎创口。

5. 针灸结合其他疗法　针灸配合拔罐法、针灸配合推拿法以及针灸配合超短波治疗法等。

6. 典型医案　工人许某，右手腕背侧有一肿物如黄豆大小，时发疼痛，用力或手腕活动时疼痛加重，压之质韧，且有酸胀感。初诊为"筋痹"，该患者由于长期工作原因，致筋膜劳损，腕背局部经气阻滞，气血不行，则寒凝内生，发为筋痹。治之以温散之法，以火针行气散寒，再以皮内针缓收其功。其具体操作方法为：常规消毒患处皮肤，医者左手食指压住囊肿处，使其固定，右手持圆利针在酒精灯上烧红后，刺入囊肿 5 分，立即取出，用手指压出囊肿内液体。如果囊肿数个相连，可在囊肿处针 2~3 针，然后将皮内针刺入火针眼内，胶布加压固定即可。1 周后痊愈。

第七节　急性踝关节扭伤

【概述】

踝关节扭伤包括踝关节部位韧带、肌腱关节囊软组织损伤，主要指踝关节内侧副韧带外侧副韧带和下胫腓韧带损伤。任何年龄均可发生，但以青壮年多见，运动员尤易发生。踝关节外侧韧带的内翻损伤多见。若急性韧带损伤修复不好，韧带松弛，易致复发性损伤，导致踝关节慢性不稳定。中医学属"筋伤"范畴。

【主要病因病机】

本病由外伤引起踝部经筋、络脉及筋肉损伤，以致经气运行受阻、气血壅滞局部所致。

【辨证注意点】

1. 明确诊断　诊断标准：

（1）存在明确踝部外伤史；

（2）扭伤后踝关节出现局部肿胀、疼痛、皮下瘀斑、活动受限；

（3）存在局部压痛，外翻损伤活动时内踝前下方压痛，内翻损伤活动时外踝前下方压痛；

（4）X线片检查排除骨折。

2. 鉴别诊断

（1）踝关节骨折：踝部扭伤史更明显，局部肿胀严重，疼痛更剧烈，踝关节功能活动丧失，不能行走。骨折处严重压痛，有时可触及异常活动或骨擦音。X线片检查即可确立诊断。

（2）第5距骨基底部撕脱骨折：本病与踝关节外侧韧带扭伤的机制相似。是由于暴力使足突然旋后时，腓骨短肌受到牵拉，引起第5距骨基底部撕脱骨折。检查时，在第5距骨基底部可有明显压痛。X线片足部正斜位片可确诊。

（3）踝关节脱位：踝部出现疼痛、肿胀、畸形和触痛。后脱位者胫腓骨下端在皮下突出明显，并可触及，胫骨前缘至足跟的距离增大，前足变短；前脱位者距骨体位于前踝皮下，踝关节背屈受限；向上脱位者外观可见伤肢局部短缩，肿胀剧烈。常合并踝关节的骨折。X线片能够确诊。

3. 辨证与辨经络相结合

【辨证思路】

一、辨证

为血瘀气滞证：损伤早期，踝关节疼痛明显，活动后加重，局部明显肿胀，皮下瘀斑，活动受限。脉弦，舌红边瘀点。

二、辨经络

1. 足少阳经筋及阳跷脉证　足内翻疼痛加剧。足外踝周围肿胀疼痛或压痛明显，踝关节外侧副韧带损伤。

2. 足太阴经筋及阴跷脉证　足外翻疼痛加剧。足内踝周围肿胀疼痛或压痛明显，踝关节内侧副韧带损伤。

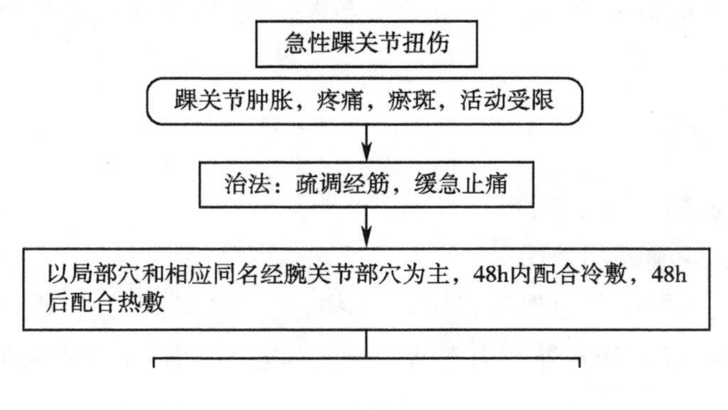

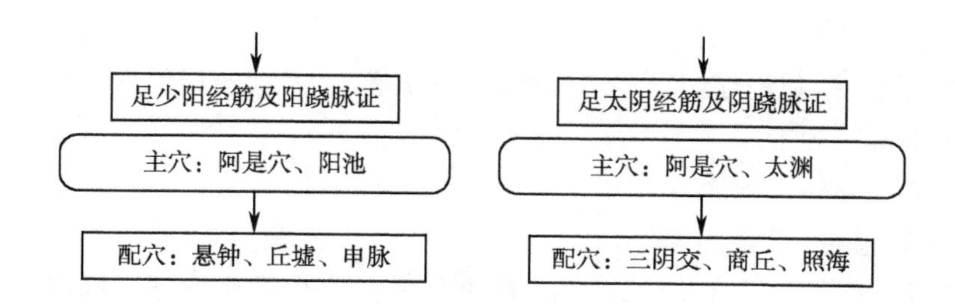

【病例思维程序示范】

患者王某，女，30岁，右踝关节肿痛、跛行1日。1日前患者下楼梯时，不慎导致右踝关节扭伤，导致右踝关节肿胀、伴有疼痛，内翻时疼痛加剧，不能行走，活动后加重，休息后减轻，无右下肢体无力、发麻，无发热、咳嗽、心慌气短等，寻求治疗。自受伤以来，患者神志清、精神可，饮食、睡眠正常，大小便无异常。舌淡红苔薄白，脉细。

专科查体：右下肢体无畸形，踝关节肿胀，局部皮肤无发红，未见瘀斑，皮温稍高，外踝压痛，踝关节活动受限，内翻疼痛加剧，未触及骨擦感，末梢血运、感觉良好，右下肢体肌力、肌张力正常，膝、髋关节活动未见异常，余肢体亦未见异常。生理反射存在，病理反射未引出。

辅助检查：右踝关节正侧位X线片示：右踝关节各骨质未见异常，关节间隙清晰。

第一步：患者右踝关节肿胀疼痛，活动受限，内翻疼痛加剧，可以初步诊断为“急性右踝关节扭伤（内翻型）”。进一步查体及正侧位X线片可排除骨折。该患者前外侧韧带处有无血肿和压痛，踝关节前抽屉试验阴性，故分级为Ⅰ度。诊断为急性踝关节扭伤，内翻型，分级为Ⅰ度。

踝关节扭伤分级标准：

Ⅰ度：前外侧韧带处没有明显血肿和压痛；

Ⅱ度：前外侧韧带处有明显的血肿和压痛，前抽屉试验阴性；

Ⅲ度：前外侧韧带处有明显的血肿和压痛，前抽屉试验阳性。

第二步：辨经络、辨病期。本病主要与足少阳经筋及阳跷脉、足太阴经筋及阴跷脉有关。足少阳经筋“上结外踝”，阳跷脉“出足太阳之申脉，循外踝上行”；足太阴经筋“上结内踝”，阴跷脉“出足少阴然谷之后，上内踝之上”。该患者踝关节扭伤者责之于足少阳经筋及阳跷脉为主。损伤早期，脉弦，舌红边瘀点。故以实证为主，以血瘀气滞证为主。中医诊断：筋伤（足少阳经筋及阳跷

脉证；血瘀气滞证）

第三步：针刺治疗。以疏调经筋，缓急止痛为治法，选局部穴及相应同名经腕关节部穴为主。

主穴：阿是穴、阳池；

配穴：悬钟、丘墟、申脉。

方义：阿是穴可疏导局部气血，疏调经筋。足少阳经筋证选同名经手少阳经腕关节部位的阳池，属同名经选穴及上、下肢关节部位对应选穴，针刺既可缓急止痛，又加强了疏调足少阳、太阴经气血，同名经同气相求，以达“通则不痛”。

针刺方法：操作先针刺上肢远端穴阳池穴，行较强的捻转提插泻法，持续运针 1~3min，同时嘱患者慢慢活动踝关节；然后针刺局部穴位，局部穴位刺激手法宜轻柔，强度不宜过重。适应证：针刺法只适用于踝关节韧带的损伤、部分撕裂伤；韧带完全断裂或兼骨折等严重损伤应采取综合方法治疗，必要时应进行石膏或绷带固定，及急性外科处理。

第四步：预后及转归。一般而言，48h 后的急性踝关节扭伤出血已止，局部瘀血阻络，故肿胀不减，配合局部热敷法以活血，利于血肿消散。治法舒筋活络，消肿止痛。

【常用针灸处方、经验穴、操作要点及典型医案】

1. 刺络拔罐法　皮肤针重叩压痛点至微出血，或三棱针刺 5~6 针，加拔火罐。适用于急性扭伤 24~48h 后，局部血肿明显者。

2. 穴位注射法　局部压痛点，用当归注射液每穴注入 0.5ml，适用于急性扭伤 24~48h 后。

3. 艾灸法　踝关节局部行悬灸法，适用于急性扭伤 24~48h 后。

4. 典型医案

武某，男，18 岁，尼日尔人，中学生。1978 年 4 月 8 日初诊。主诉：左足扭伤 4 个月余。病史：4 个月前参加学校足球赛时，不慎扭伤左足，当时疼痛较重，行动不便，经服西药及外敷药物，疼痛始终未能消失，曾到马腊迪省某医院体疗科按摩及理疗，疼痛也未能控制，转针灸治疗。检查：左足外踝周围无红肿，但外踝前下缘，相当于丘墟穴处压痛明显，踝关节背屈 24°，跖屈 46°，中跗关节外翻 26°，内翻 28°

诊断：左足扭伤（踝关节软组织损伤），血瘀型。

治疗：活血化瘀，通经活络。

取穴：阳池（右）。

操作：用缓慢捻进法进针，入针后针感上下放散，留针25min，中间行针3次，起针后疼痛大减。

二诊：经昨天针刺后，现只觉隐痛，行走较为方便。经针刺3次后疼痛基本消失，第4日患者来诊告知，疼痛已完全消失，可以跑步活动，均无受限。

参考文献

[1] 陆瘦燕，朱汝功．陆瘦燕朱汝功针灸医案选[M]．北京：人民军医出版社，2009：184-185.

[2] 中华中医药学会皮肤科分会．蛇串疮中医诊疗指南（2014年修订版）[J]．中医杂志，2015，56（13）：1163-1168.

[3] 孙丽娟，吴南飞．针灸配合中药治疗小儿素质性湿疹1例[J]．上海中医药杂志，1992（10）：21.

[4] 高正．陆氏针灸高正临证经验集[M]．北京：科学出版社，2018：164-165.

[5] 赵娴，张卫华．郭诚杰教授针药并用治疗乳腺增生病经验介绍[J]．新中医，2011，43（5）：166-167.

[6] Lawrence W. Way．现代外科疾病诊断与治疗[M]．纪宗正，黎一鸣，译．北京：人民卫生出版社，1998.

[7] 赵俊，张立生．疼痛治疗学[M]．北京：华夏出版社，1994.

[8] 张浩，袁秀丽．澄江学派传人陈治平先生针灸学术特色[J]．针灸临床杂志，2018，34（12）：65-68

[9] 高新彦，韩丽萍，任艳芸．古今名医医案赏析[M]．北京：人民军医出版社，2008.

[10] 徐向阳，孙军平，吕刚．踝关节扭伤的中西医治疗进展[J]．新疆中医药，2017，35（6）：135-138.

[11] 李硕，张玉珠．针灸治疗急性踝关节扭伤患者疗效观察[J]．中医药临床杂志，2018，30（7）：1298-1300.

[12] 杜元灏，董勤．针灸治疗学[M]．北京：人民卫生出版社，2014.

[13] 李可，伍磊．针灸治疗踝关节扭伤经验浅谈[J]．中国民间疗法，2019，27（9）：102-103.

第五章　五官科病证

第一节　针眼(麦粒肿)

【概述】

针眼,是指胞睑边缘生疖,形如麦粒,红肿痒痛,易成脓破溃的眼部病证。本病上、下眼睑均可发生,但以上睑多见,单眼或双眼均可发病,易反复发作。因有麦粒样疖肿,故又称麦粒肿。相当于西医学的睑腺炎。

【主要病因病机】

风邪外袭,客于胞睑而化热,风热壅阻于胞睑皮肤肌腠之间,灼烁津液,变生疮疡,发为本病。过食辛辣炙煿,脾胃积热,循经上攻胞睑,致营卫失调,气血凝滞,局部化热酿脓。余邪未尽,热毒蕴伏,或素体虚弱,卫外不固,易感风邪者,常反复发作。

【辨证注意点】

1. 明确诊断

(1) 睑弦部位出现局限性红肿硬结,形如麦粒,压痛明显;

(2) 胞睑红肿;

(3) 3~5 天后红肿硬结表面出现黄白色脓头。

(4) 辅助检查:若有全身反应,可进行血常规、C 反应蛋白等检查。

2. 辨证要点　根据发病部位、硬节肿痛性质、病程的不同以及兼症差异,辨证有所不同。一般而言,发于上睑,硬结红肿初起,伴有头痛发热、全身不适者,辨证为风热外袭证;发于下睑,红肿硬结较大,有黄白色脓点,伴有口渴喜饮,便秘尿赤者,辨证为热毒炽盛证;发于下睑,针眼屡发,或经久难消,伴有口黏、口臭者,辨证为脾胃湿热证。

【辨证思路】

原则上在未成脓时,应辨其风热或脾胃热毒上攻而分别施治,以达退赤消肿促其消散之目的。已成脓者，当促其溃脓或切开排脓，促其早日痊愈。

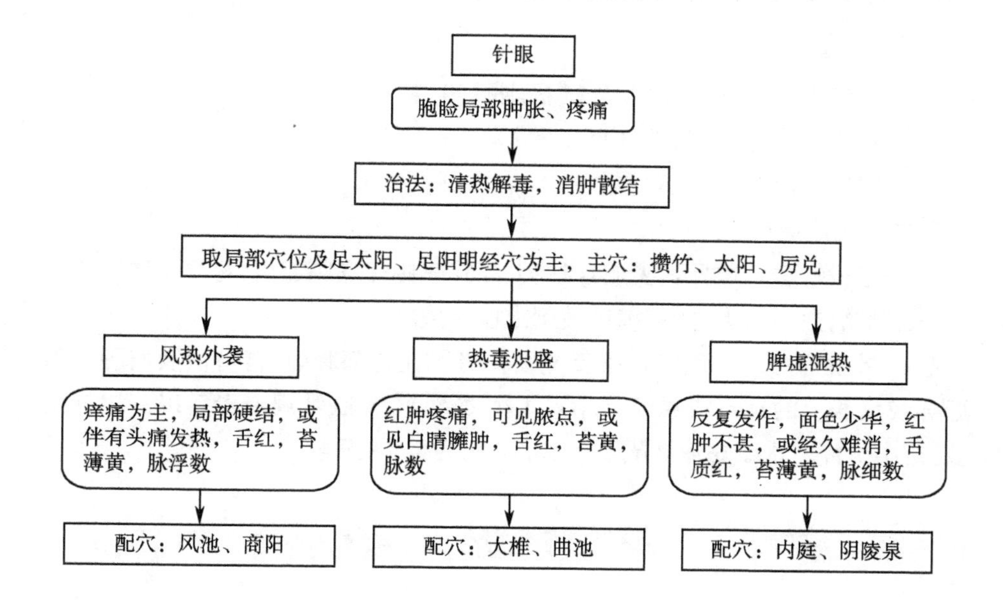

【病例思维程序示范】

苏某，女性，30岁，职员。主诉：右眼红肿疼痛3天。患者平素喜食辛辣食物，近期工作劳累，熬夜多日，睡眠不佳。3天前无明显诱因下出现右眼睑痒痛，之后逐渐肿胀疼痛，伴有头痛，全身不适。血常规检查中性粒细胞比例78%。体检：右眼球结膜充血，上眼睑外眦部睫毛毛囊皮脂腺红肿，扪按有结节，触之疼。舌红，苔黄，脉数。

辨证思维程序：

第一步：根据患者的症状及体征，明确诊断。

第二步：辨证论治。患者平素嗜食辛辣之物，日久火热内积，劳累后体虚，而致热毒上攻，阻于胞睑发病。结合舌脉诊，四诊合参，辨为热毒炽盛之证。

第三步：针灸治疗，治拟清热解毒，消肿散结。

取穴：攒竹、太阳、厉兑、大椎、曲池。

操作：毫针常规针刺，用泻法；攒竹、太阳、厉兑均可点刺出血；大椎点刺出血或常规针刺；曲池直刺。三棱针：选择耳尖，三棱针点刺放血，每日1次。

【常用针灸处方、经验穴及操作要点】

一、经验处方

1. 眼痒痛　泻光明、地五会(《标幽赋》)。

2. 眼痛　清冷渊、上星(《胜玉歌》)。

3. 眼红　内迎香(《玉龙歌》)。

二、其他治疗

1. 三棱针法　选择耳尖或合谷、太阳穴三棱针点刺放血,每日1次。

2. 拔罐法　取大椎,三棱针散刺出血后拔罐。

3. 针挑疗法　适用于针眼反复发作者。在背部肺俞、膏肓俞及肩胛区附近寻找皮肤上的红点或果粒样小点1个或数个,皮肤常规消毒后以三棱针挑破,挤出少许血水或黏液。隔日1次,10次为1个疗程。

第二节　近　　视

【概述】

近视,是眼在调节松弛状态下,平行光线经眼的屈光系统的折射后焦点落在视网膜之前,所产生的以视近物清晰,视远物模糊为临床特征的眼病。本病属于西医学的近视眼。

【病因病机】

本病因劳瞻竭视,心阳衰弱,神光不得发越于远处;或禀赋不足,肝肾两虚,精血不足,以致神光衰微,光华不能远及。

【辨证注意点】

1. 抓住本病特点,明确诊断。

(1) 视远模糊,视近一般清晰;或有视疲劳症状;

(2) 高度近视者眼前常有黑影飘动,眼球突出;

(3) 呈近视眼眼底改变:视乳头颞侧弧形斑、豹纹状眼底等;

(4) 验光检影为近视。

2. 根据兼症辨别肝肾不足与心脾两虚。

【辨证思路】

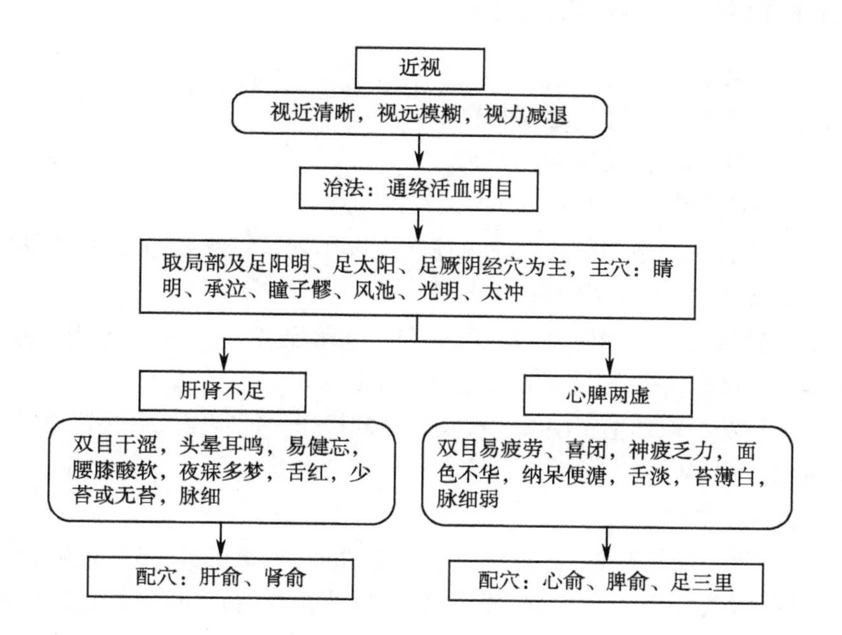

【病例思维程序示范】

何某，女，12岁。因双眼视远物模糊4个月就诊。患者4月前因学习紧张、每日长时间书写作业后出现视远物模糊，双目视物疲劳，休息后可缓解。患者平时喜看书，不爱运动。食欲不佳，面色不华，二便调。体检：远视力右眼0.8，左眼0.6，近视力右眼1.5，左眼1.5，眼底检查未见异常。阿托品麻痹睫状肌后，验光右眼视力1.0，左眼–0.25DS=1.0。舌淡红苔薄白，脉细弱。

辨证思维程序：

第一步：明确诊断。根据患者的症状及体格检查，初步诊断为近视。

第二步：辨证论治。患者为青少年，平素学业任务繁重，久坐不动，劳心伤神，食欲不佳，久而心血不足，脾失健运、无力化生气血，目失濡养而发病。结合舌脉诊，四诊合参，辨为心脾两虚之证。

第三步：针灸治疗，治拟通经活络、养血明目。

取穴：四白、太阳、风池、光明、心俞、脾俞。光明针尖宜朝上斜刺，使针感向上传导。心俞向上平刺或斜刺，脾俞直刺或斜刺，心俞、脾俞不可深刺，余穴常规针刺。

【常用针灸处方、经验穴及操作要点】

一、经验处方

1. 目昏不见　二间(《通玄指要赋》)。

2. 眼目疾　头临泣(《兰江赋》)。

二、其他治疗

1. 皮肤针法　选用眼周穴及风池穴或选择背部华佗夹脊穴,用皮肤针叩刺,每日或隔日 1 次,10 次为一个疗程。

2. 耳针法　取眼、肝、心、肾、目 1、目 2,每次选 2~3 穴,毫针刺法;或埋针法、压丸法,双耳交替,嘱患者每日自行按压数次。

3. 头针法　取枕上正中线。按头针常规操作。针刺得气后快速捻转,200 次 /min,每日 1 次。

三、操作要点

睛明、承泣操作要点:针刺应注意固定眼球,轻柔进针,不行提插捻转手法,出针时需要按压针孔片刻,缓缓出针;风池操作要点:注意把握针刺的方向、角度和深度,宜向鼻尖方向斜刺,切忌向上深刺,以免刺入枕骨大孔。

第三节　眼 睑 下 垂

【概述】

眼睑下垂,指上胞乏力不能升举,以致睑裂变窄,遮盖部分或全部瞳神的眼病。一般以上眼睑下垂为主,属中医学的上胞下垂。西医学中,多见于重症肌无力眼肌型、动眼神经麻痹、眼外伤等疾病中。

【病因病机】

一、先天禀赋不足,命门火衰,脾阳不足,睑肌发育不全,胞睑乏力。

二、后天脾虚气陷,清阳不升,睑肌失养,无力抬举胞睑。

三、脾虚聚湿生痰,风邪客睑,风痰阻络,胞睑筋脉弛缓不用而下垂。

【辨证注意点】

1. 明确诊断

（1）睁眼向前平视时，上胞遮盖黑睛上缘超过2mm，甚至遮盖瞳神；

（2）单眼上胞下垂者，患眼睑裂宽度小于健眼；

（3）双眼上胞下垂者，具有额部皮肤皱褶加深、眉毛高耸的特殊面容和仰头视物的特殊姿态。

2. 根据上胞下垂程度、病程、兼症辨别风邪袭络、脾虚气弱、肝肾不足。

【辨证思路】

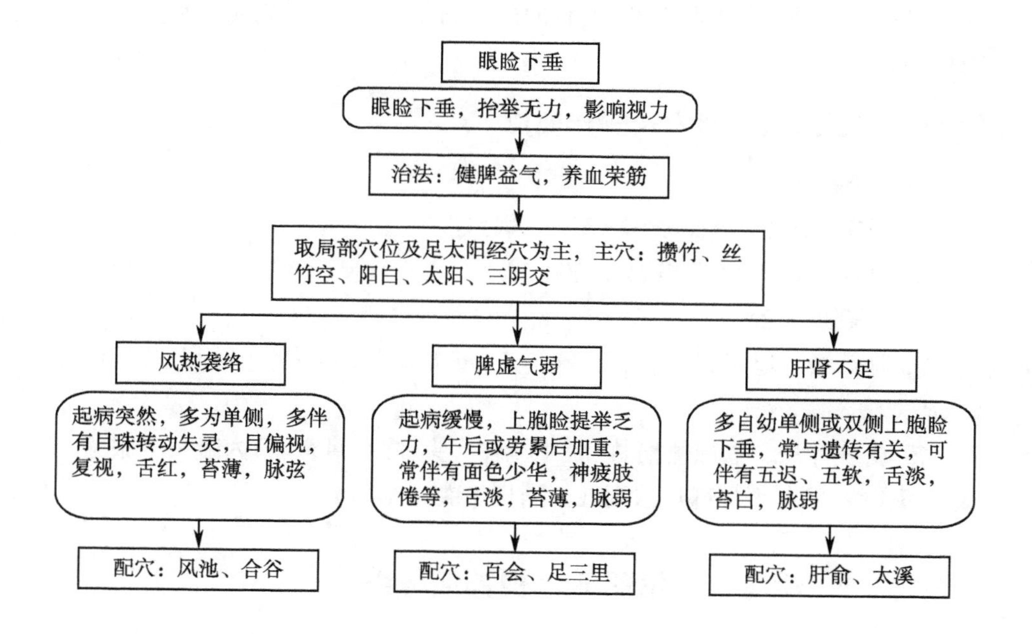

【病例思维程序示范】

患者，女，60岁，退休。主诉右眼上睑不能抬举、视物困难3个月。伴复视，劳累后易感神疲乏力，偶有头晕，胃纳不佳，二便调。辅助检查：头颅MRI及经颅多普勒超声检查提示未见异常，血常规及生化检查未提示明显异常。体检：右眼远视力1.0，左眼远视力1.0。右眼上睑垂落，不能向上抬举，呈闭合状态，眼球活动未见明显受限，眼底检查未见明显异常。神经系统查体未见异常。新斯的明试验（–）。舌质淡苔薄白，脉沉细。

辨证思维程序：

第一步：明确诊断。根据患者的症状、体征及实验室检查，初步诊断为上胞下垂。同时区分先天性和后天性上胞下垂，根据本病患者病史，应属后天性上胞下垂（动眼神经麻痹）。

第二步：辨证论治。患者为中老年女性，平素劳累体虚，致脾虚气陷，清阳不升，无力抬举胞睑而发病。结合舌脉诊，四诊合参，辨为脾虚气弱之证，治拟健脾益气，养血荣筋。

第三步：针灸治疗。

取穴：攒竹、太阳、丝竹空、百会、脾俞、足三里；

操作：百会平刺，太阳斜刺，攒竹向内下斜刺、丝竹空斜刺或平刺。余穴常规针刺。

【常用针灸处方、经验穴及操作要点】

一、经验处方

1. 眼疾　睛明、合谷、光明（《席弘赋》）。

2. 目昏　肝俞、足三里（《玉龙赋》）。

二、其他治疗

1. 耳针法　取眼、脾、肝、胃、肾耳穴，每次选用3~4穴，毫针刺法，或埋针法、压丸法。

2. 皮肤针法　取患侧攒竹、眉冲、阳白、头临泣、目窗、目内眦—上眼睑—瞳子髎连线，叩刺至局部皮肤潮红。隔日1次。

第四节　视神经萎缩

【概述】

视神经萎缩是以视功能损害和视神经乳头苍白为主要特征，出现视野变化，视力减退并丧失的慢性眼底病。本病分为原发性萎缩和继发性萎缩，是视神经病损的最终结果。属中医学“青盲”“视瞻昏渺”范畴。

【病因病机】

脾肾阳虚，精微不化，目失温养，神光渐失；肝肾两亏或禀赋不足，精血虚少，不得荣目，致目窍萎闭，神光遂没；心荣亏虚，目窍失养，神光衰竭；情志抑郁，肝气不舒，玄府郁闭，致神光不得发越。此外，头眼部外伤，或肿瘤压迫，致脉道瘀阻、玄府闭塞亦可导致视神经萎缩。

【辨证注意点】

1. 明确诊断

（1）眼外观正常，视力逐渐下降，终至失明；

（2）视乳头色泽变淡或蜡黄，或苍白，血管变细；

（3）视野有异常改变；

（4）视觉电生理检查或头颅 CT 扫描有助诊断。

2. 四诊合参，依据兼症分清虚实　虚证常属肝肾不足，心营亏损，脾肾阳虚；实证多为肝气郁结，气血瘀滞等。

3. 热病伤阴，脾虚湿滞，气虚血瘀之类虚实错杂证亦不少见。

【辨证思路】

本病的治疗以针对病因为主，通络开窍，启闭明目。至于由头眼部外伤、肿瘤以及其他全身性疾病引起本病者，宜针对病因治疗。

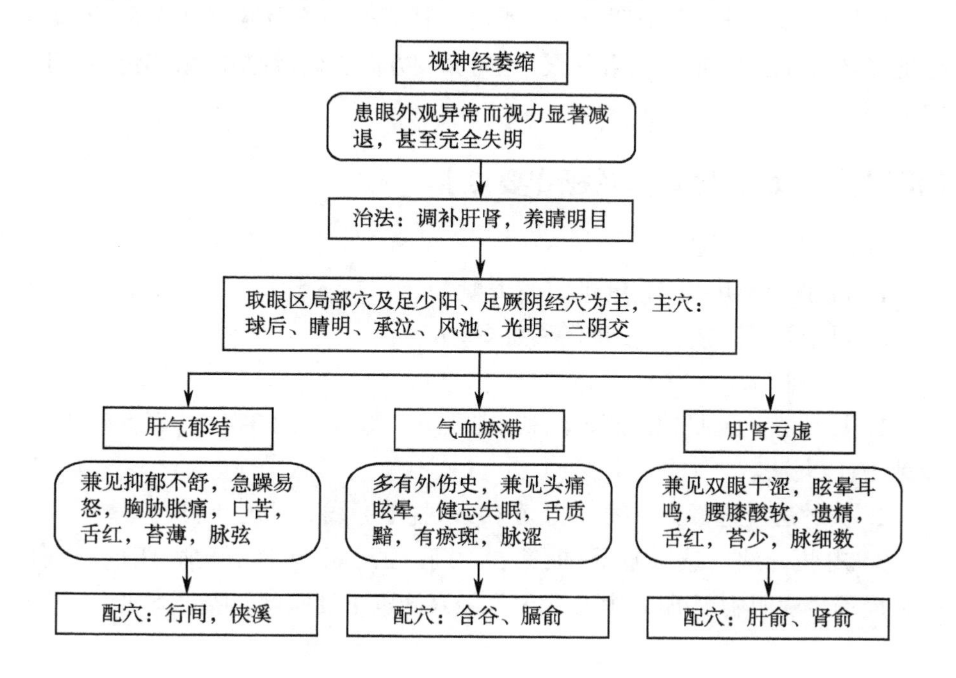

【病例思维程序示范】

患者吕某，女，46岁，职员。主诉双眼视力下降，视物遮挡感3个月余，眼胀、头痛，夜寐欠安，二便调。体检：右眼0.6，左眼0.4，瞳孔等大等圆，对光反射(+)，眼底视盘界清色淡，网膜血管走行正常，黄斑中心凹光反射(-)；眼压：右眼15mmHg，左眼18mmHg。视野：象限性偏盲。头颅MRI无异常。舌黯苔薄白，脉弦涩。

辨证思维程序：

第一步：明确诊断。根据患者的症状、体征及实验室检查，初步诊断为青盲(视神经萎缩)。同时区分原发性和继发性萎缩，根据本病患者病史，应属原发性视神经萎缩。

第二步：辨证论治。患者为中年女性，术后局部经络气血运行不畅，脉络瘀阻、精血不能上荣于目而发病。结合舌脉诊，四诊合参，辨为气滞血瘀之证，治拟行气活血，化瘀明目。

第三步：针灸治疗。

取穴：睛明、球后、承泣、风池、合谷、光明、三阴交、太冲；

操作：毫针常规刺，睛明、球后、承泣应注意避免伤及眼球和血管；风池穴应把握好进针的方向、角度和深浅，宜向鼻尖方向斜刺，针感向眼部传导，切忌向上深刺。

【常用针灸处方、经验穴及操作要点】

一、常用经验处方

1. 目症　睛明、太阳、鱼尾(《玉龙赋》)。

2. 目中漠漠　攒竹、三间(《百症赋》)。

二、其他治疗

1. 耳针法　选眼、肝、脾、肾、枕、皮质下。每次选用3~4穴，毫针刺法，或埋针法、压丸法。

2. 头针法　选额旁二线、枕上正中线、枕上旁线。常规针刺。

3. 皮肤针法　选眼眶周围、第5~12胸椎两侧、风池、肝俞、胆俞、膈俞。眼眶周围轻度叩刺至潮红，其余部位及经穴施以中度叩刺。隔日1次。

第五节　耳鸣、耳聋

【概述】

耳鸣指患者自觉耳中或头颅鸣响而周围环境中无相应声源为突出症状的疾病，耳聋指以不同程度听力减退或失听为主要症状的疾病，症状轻者称为“重听”，重者则成为“耳聋”。临床上，耳鸣、耳聋常为某些疾病的症候群之一。耳鸣、耳聋可单独发病亦可同时出现。耳鸣、耳聋可见于多种疾病，包括耳科疾病（中耳炎、鼓膜穿孔破裂等）、急性传染性疾病（脑膜炎、流行性感冒等）、中枢性病变（脑肿瘤、颅内压增高等）、药物中毒（链霉素、庆大霉素、奎宁等）、贫血、高血压、脑动脉硬化等。

【主要病因病机】

耳鸣、耳聋二者的发病机制基本一致，均与多种原因引起的耳窍闭塞有关，实证多为外邪或脏腑实火上扰耳窍，抑或瘀血、痰饮蒙蔽清窍；虚者多为脏腑虚损，清窍失养所致。

【辨证注意点】

1. 明确诊断

（1）耳鸣：耳鸣指没有外界声源时所感知的声音，可分为原发性和继发性。原发性耳鸣是指伴或不伴感音神经性聋的特发性耳鸣。继发性耳鸣是指与某种潜在病因（除感音神经性聋外），或可确诊的生理状态相关的耳鸣，是一系列听觉和非听觉系统功能障碍的表现，包括单纯的外耳道耵聍栓塞、中耳疾病如耳硬化症及咽鼓管功能障碍、耳蜗异常如梅尼埃病、听神经病变如听神经瘤；能导致耳鸣的非听觉系统功能障碍包括血管异常、肌阵挛、颅内压增高等。

根据耳鸣发作的时间可分为急性期（6个月内），慢性期（6个月以上）。

（2）耳聋：耳聋是耳的传导和感音系统发生病变所致的听力障碍。听力发生不同程度的障碍但未丧失者称重听或难听，听力严重减退，出现听不到声音时，即称为聋。分为传导性聋，感音神经性聋，混合性耳聋，精神性耳聋等。

2. 辅助检查　耳鸣、耳聋根据其病变性质，可分为器质性和功能性两大类。专科检查，可包括纯音听力电测定、声阻抗检查、前庭功能检测、咽鼓管功能检测、音叉检查、耳蜗电图、耳部 CT 或 MRI 等。

3. 辨证　根据耳鸣耳聋的诱因，发作时间，程度，加重或减轻的因素可分实证、虚证。

【辨证思路】

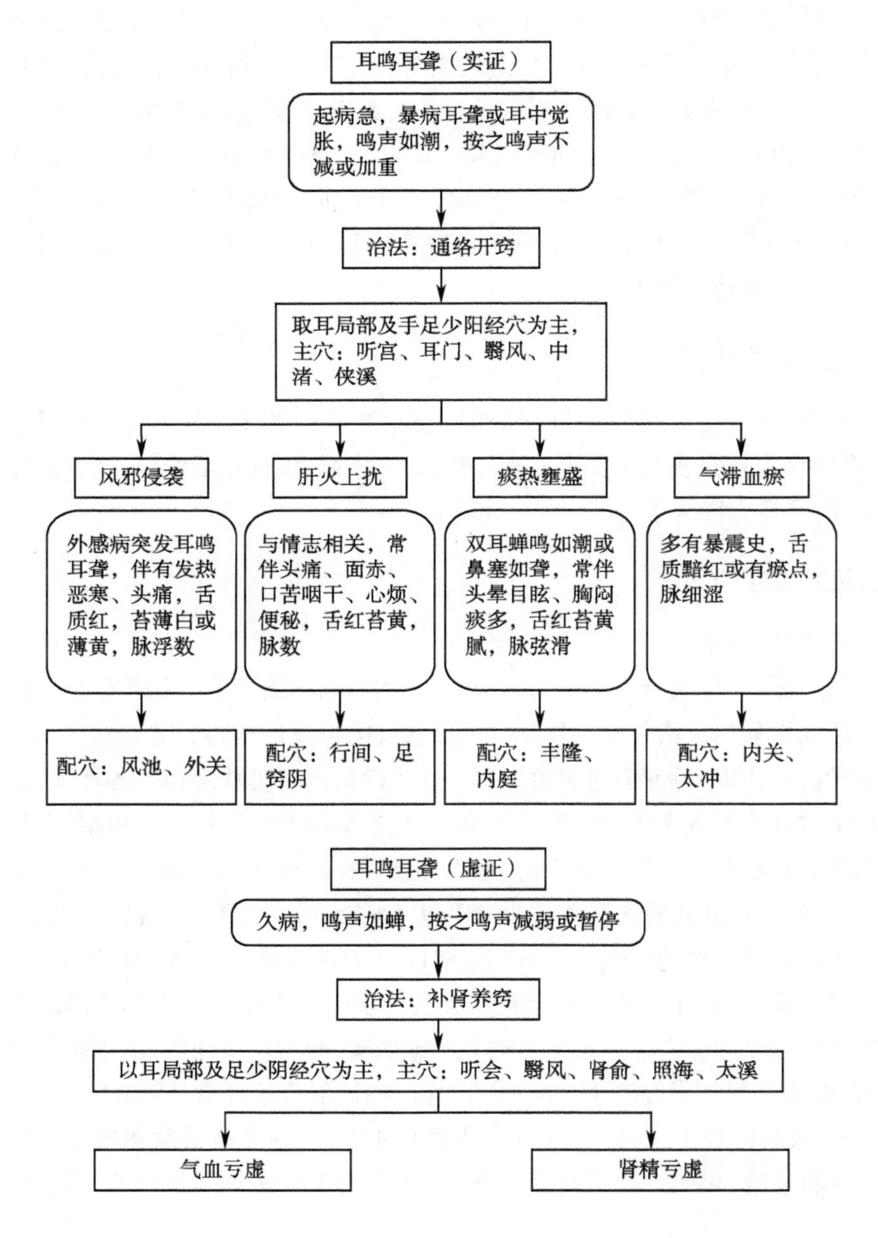

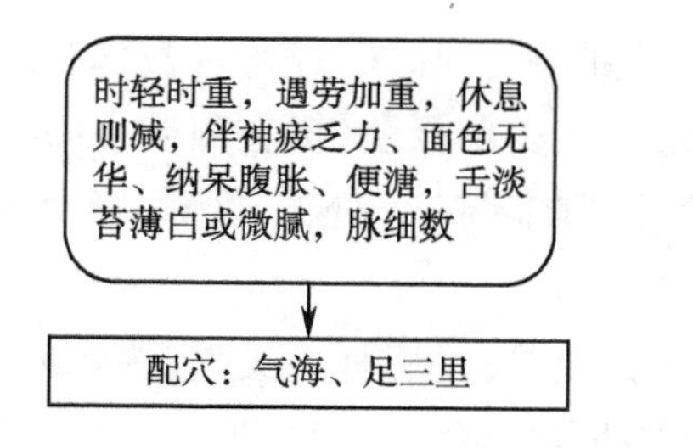

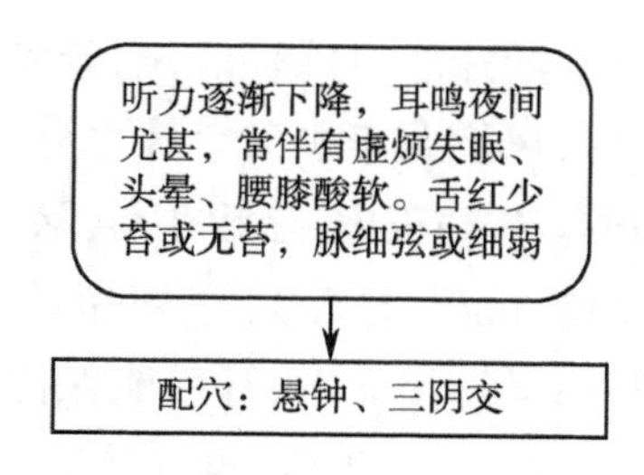

【病例思维程序示范】

范某，女，29岁，干部。初诊：2003年5月24日。近6个月来，左耳失聪，左颞颅部胀痛，时有眩晕，夜寐多梦，纳谷不香，舌淡苔薄。切脉细数，症系肾水不足，清空之窍失养而致，治宜补肾滋水柔肝，息风开窍。

第一步：明确诊断。患者29岁，2月前左耳突然失聪，故辨为耳聋。

第二步：辨耳鸣耳聋特点。患者耳聋发作6月，根据患者时有眩晕，夜寐多梦，纳谷不香，舌淡苔薄。切脉细数，颔厌脉大于太溪，考虑肾水不足，清窍失养而致。

第三步：辨证结合辅助检查根据患者病情可建议患者五官科行各项专科检查，如电测听、耳部CT或MRI等排查器质性病变。

第四步：辨证取穴。听会、翳风、耳门、中渚、悬钟、三阴交。诸穴捻转补法，留针20min，1周针灸3次，10次为1个疗程。

【常用针灸处方、经验穴、操作要点及典型医案】

1. 经验穴　耳鸣，百会及颔厌、颅息、天窗、大陵、偏历、前谷、后溪主之(《针灸甲乙经·手太阳少阳脉动发耳病》)。

耳聋鸣，下关及阳溪、关冲、掖门、阳谷主之(《针灸甲乙经·手太阳少阳脉动发耳病》)。

2. 典型医案　陆瘦燕朱汝功医案

王某，男，21岁，初诊：1964年10月6日。3年前因跌仆伤及头部，当时曾昏迷2~3min，两年前踢球时又撞伤头部，迄今终日头昏作胀，记忆力减退。半年前剃头时头部受冷风吹袭，自后经常耳内风鸣，兼有眩晕，听力未减。五官科检查无异常发现。舌质淡红，脉弦，太冲、太溪脉大小相仿。症因髓海不足，宗脉空虚，为风邪所袭，正邪相击，故鸣响不已。治拟疏通经气，以宁听神。处方：听宫、听会、翳风、侠溪，捻转手法，留针5min。

二诊：治疗后自感轻快，唯劳累后仍感眩鸣。脉来弦滑，舌苔薄润。病系肝肾两亏，风邪袭于少阳宗脉之分所致，本在少阴厥阴，标在阳明少阳。治拟标本同调。久病正虚，疗治非易，除治疗外，宜多调养。处方：肝俞、肾俞、听宫、听会、中渚、侠溪，捻转提插，不留针。

三诊：又针治 3 次，针后能保持 2~3 日效果，过后耳压又增，头晕亦加，甚时视物模糊。针已见效，再从前治。处方：肝俞、肾俞、听宫、听会、中渚、侠溪。

四诊：针刺 14 次以来，精神渐振，耳鸣时轻时重，鸣声转细、脉濡细，舌苔薄滑，质淡嫩。少阳气火渐降，风邪渐清，唯肝肾不足，精气不能上济于耳，再从培补肝肾入手。处方：肝俞、肾俞、翳风、听会、太溪、曲泉。

五诊：培补肝肾、疏泄少阳、引阳明精气上济之法，睡眠渐酣，耳鸣轻减，脉转缓，舌苔薄滑。再拟前方续治，手法同前。

六诊：疗效渐趋稳定，睡眠良好，脉舌无变化，再宗前法。

第六节　鼻渊、鼻鼽

【概述】

鼻渊是以鼻流浊涕，量多不止为主要症状的鼻病。西医中称鼻窦炎，是鼻窦黏膜的急慢性化脓性炎症，累及的鼻窦包括上颌窦、筛窦、额窦和蝶窦。

鼻鼽是指以突然或反复发作的鼻塞、鼻痒、喷嚏，流清涕为主要症状的疾病，好发于过敏性体质的患者，西医中称过敏性鼻炎。

【主要病因病机】

鼻渊、鼻鼽在病因病机方面具有相似性。内因多为脏腑亏损，正气不足，卫表不固所致，发病多与肺脾肾三脏相关；外因多为感受风邪、寒邪或异气之邪，导致肺气不能宣降而致，总属本虚标实之证。

【辨证要点】

1. 明确诊断

（1）根据鼻流脓涕，患侧鼻塞，嗅觉减退等症状，配合体检后可诊断为鼻渊。

（2）根据阵发性鼻痒、打喷嚏、流清涕、鼻塞等症状，可诊断为鼻鼽。

2. 鉴别诊断　分清鼻鼽、鼻渊和伤风鼻塞：三者虽都有鼻塞流涕，但治法取穴不尽相同，临床治疗前要鉴别诊断。

	鼻鼽	鼻渊	伤风鼻塞
病史	有过敏史，	可有外感史	有外感史
症状特点	发病快，消失快，症状消失后如常态，发作时间短，往往数小时即减轻或消失，一般无恶寒发热等全身症状	发病渐起，症状逐渐加重，鼻塞可轻可重，以流脓涕、头痛为主要症状，症状经久不除	发病渐起，消失亦慢，需数天而愈。全身症状较重，可见恶寒发热，头痛咳嗽等症状
检查	鼻黏膜多苍白水肿，鼻涕清稀、水样，部分患者过敏原检查阳性	鼻黏膜多为红肿，脓涕量多，中鼻道多见引流，影像学检查鼻窦有阳性体征	鼻黏膜多充血红肿，初期鼻涕清稀，后变为黏性或黏脓性

【辨证思路】

辨缓急：出现鼻痒喷嚏、鼻塞流涕及鼻黏膜水肿等情况时，可判断本病处于发作期。以上症状改善好转，甚则消失时为缓解期。针灸选穴在辨病取穴的基础上，发作期重以对症配穴，缓解期重以辨证配穴。发作期治疗可以快速缓解鼻部症状，缓解期治疗可以减少复发频率，减轻发作症状。

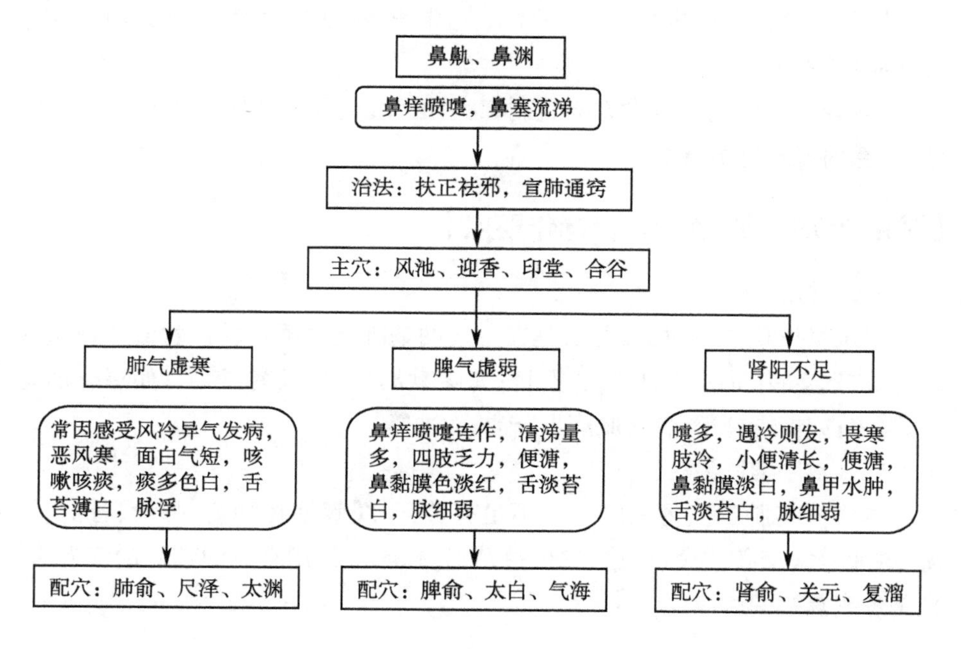

【病例思维程序示范】

杨某,女,50岁。2016年8月19日就诊。流涕、鼻塞、喷嚏2周。患者既往过敏性鼻炎病史10年,受寒后易发。2周前(立秋过后)受风后,出现流涕、鼻塞、喷嚏,初起服用孟鲁司特钠可减轻症状,持续服用1周后,症状仍无明显缓解。就诊时鼻流清涕,恶风恶寒,夜间鼻塞,影响睡眠,晨起喷嚏不断,便溏,舌淡苔白,脉浮滑。检查发现鼻黏膜苍白水肿,鼻腔水样分泌物。

辨证思维程序:

第一步:明确诊断。患者既往过敏性鼻炎病史10年,每遇秋季气温下降易发,此次亦受风感寒而发,鼻流清涕,恶风恶寒,舌淡苔白,脉浮滑,为肺气虚寒证,病位在肺。

第二步:辨缓急。患者,就诊时鼻流清涕,恶风恶寒,夜间鼻塞,影响睡眠,晨起喷嚏不断,属于鼻炎发作期,急则治其标,当以解表固卫,宣肺通窍为治疗要务。

第三步:辨证分型。患者有10年病史,此次亦受风感寒而发,鼻流清涕,恶风恶寒,舌淡苔白,脉浮滑,辨为肺气虚寒。

第四步:定治法。益气散寒,宣肺通窍。

针刺取穴:风池、迎香、印堂、尺泽、太渊、合谷,艾灸气海、肺俞,隔日1次,5次为1个疗程。

操作要点:风池往鼻尖方向直刺0.8~1.2寸,迎香往鼻根方向平刺0.5~0.8寸,针感均要放射至鼻中。

【常用针灸处方、经验穴及操作要点】

一、常用穴位

本病发作期强调对症配穴,是在主穴的基础上根据伴随症状或体征选取相应配穴,如头痛咽痒加通天、攒竹;如咳嗽加列缺、天突、肺俞;如喘憋加定喘、膻中;如情志抑郁、少腹胀痛加肝俞、太冲等。

二、常用辅助治法

本病多与肺、脾、肾三脏正气不足有关,于缓解期在肺俞、脾俞、肾俞、气海、关元等穴交替艾灸、拔罐、穴位敷贴,是临床上常用有效的辅助治疗方法,也是冬病夏治的适应证。

第七节　咽喉肿痛

【概述】

咽喉肿痛是指咽部出现红肿疼痛、咽干咽痒、异物感为主要特征的一类咽喉部病证，出现在大多数咽喉科疾病发病过程中，本节仅讨论西医学中急慢性咽炎引起的咽喉肿痛，属中医“喉痹”范畴。

【主要病因病机】

本病初起时，多因风热或风寒袭肺，循经上延，正邪相搏，咽喉肿痛为主，失治、误治，或肺热传里，出现胃经热盛之证，抑或劳伤过度，热病愈后，耗伤肾阴，肾阴亏虚，虚火上炎而灼于咽喉，发为喉痹。

1. 急性多实证　外感时邪（风寒、风热），或肺胃实热，复感外邪，卫表不和，正邪相争，结于咽喉，发为喉痹。

2. 慢性多虚证　久病体虚，肺肾阴虚，御邪无力，肺、咽喉失养，发为喉痹。

【辨证要点】

1. 明确诊断　当患者以喉部不适或疼痛为主症时可诊断为喉痹。根据有无咳嗽、发热等全身症状检查，如血常规、胸片，判断有无细菌或病毒感染，并发症，明确诊断，对症下药。咽喉肿痛同时作为一种症状，出现在大多数咽喉科疾病和呼吸系统疾病的发病过程中，明确诊断，防止误治失治，导致病情传变。

2. 鉴别诊断　急性咽喉肿痛当与急乳蛾与急性会厌炎相鉴别，本病以咽黏膜肿胀、充血为主。急乳蛾可见腭扁桃体红肿，表面有黄白脓点；急性会厌炎有咽痛、吞咽困难，并且咽喉堵塞感明显，严重者可出现呼吸困难。

咽喉和食管肿瘤可出现咽部异物感等症状，但进食时症状加重，咽喉镜及食管镜等检查可见新生物；慢喉痹咽异物感仅在空咽时较明显，但无呼吸、吞咽障碍。

3. 辨证　根据起病缓急、咽喉肿痛程度，以及辅助检查明确急慢性期。急性喉痹证型可见外感风热、肺胃热盛。慢性喉痹证型可见肺阴虚、肾阴虚证。

【辨证思路】

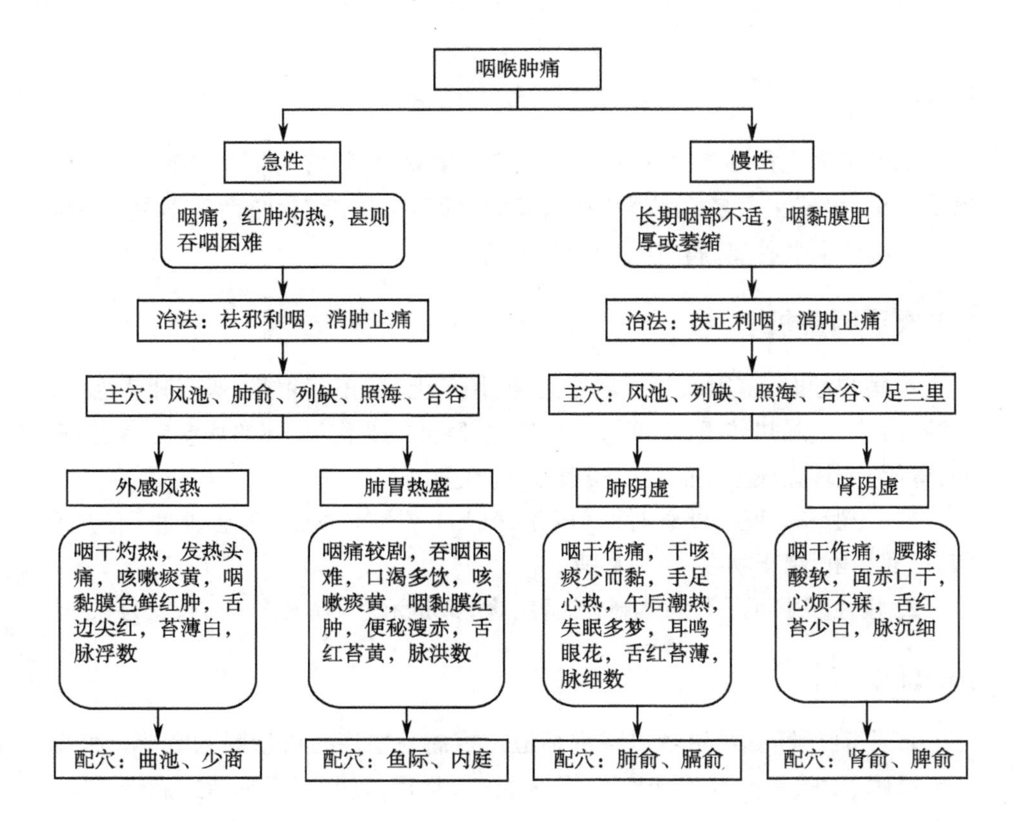

【病例思维程序示范】

李某，患者，女，56岁。因“反复咽部微痛、干痒2年，加重3个月”于2015年8月12日就诊，2年前一次外感发热后遗留咽部微痛、干痒，时轻时重，近3月工作繁忙频繁用嗓后，咽部干痒痛加重，伴口干而不欲饮，腰膝酸软，耳鸣心烦，舌红苔少脉细。咽部轻度充血，咽后壁黏膜萎缩，小血管扩张，淋巴滤泡团状增生。

辨证思维程序：

第一步：明确诊断。根据患者反复咽部微痛、干痒2年，加重3个月可诊断为慢性咽喉肿痛。

第二步：辨虚实。患者反复咽痛两年，时轻时重，腰膝酸软，耳鸣心烦，舌红苔少脉细，故考虑为肾阴虚型。

第三步：定治法。补益肾阴，消肿止痛。取穴：肾俞、风池、列缺、照海、合谷、足三里。肾俞、照海捻转补法，余穴平补平泻。隔日治疗1次，5次为1个疗程。

第四步：治疗要点。喉痹往往病程长，易反复，目前尚无特效药根治。发作期针灸治疗以快速缓解咽喉部症状，缓解期以减少复发频率，减轻发作症状。

【常用针灸处方、经验穴及操作要点】

针刺结合灸法，可选择廉泉、照海、风池、列缺等主穴常规针刺后，进行热敏灸处理。急性咽炎可采用刺血疗法，选择少商、商阳或耳尖刺血治疗，泻热消肿止痛效果显著。穴位敷贴疗法也是治疗该病的临床有效疗法之一，敷贴药物多为白芥子、肉桂等温里药，敷贴穴位选取肺俞、膈俞、脾俞、肾俞等背俞穴。

第八节　牙　　痛

【概述】

牙痛是指各种原因引起的牙齿和牙龈组织的疼痛，属中医学“牙宣”范畴。牙痛大多由牙龈炎和牙周炎、龋齿（蛀牙）或折裂牙而导致牙髓（牙神经）感染所引起的。本章节讨论内容为牙龈炎和牙周炎等引起的牙痛。

【主要病因病机】

中医认为牙痛是由于外感风邪、胃火炽盛、肾虚火旺等原因所致。

1. 风火外袭　风邪侵袭经络，郁久化火，阳明之火循经上炎。
2. 胃火炽盛　饮食不节，胃腑阳明有热，火热循经上扰。
3. 肾虚火旺　肾主骨，齿为骨之余，肾阴不足，虚火上炎。

【辨证要点】

1. 明确诊断　辨病临床应分清引起牙痛或牙龈肿痛的相关疾病，如急性牙髓炎、急性根尖周炎、急性冠周炎、
2. 鉴别诊断　牙痛需与头痛、三叉神经痛相鉴别。根据症状必要检查，如

经颅多普勒(TCD)、头颅CT、MRI等影像学检查,以免误治失治。同时,发现龋齿、牙髓炎等器质性改变时,在应用针灸治疗牙痛的同时,还应积极治疗引起牙痛证的原发病灶,避免牙痛反复发作,迁延难愈。

3. 辨证　分风火牙痛、胃火牙痛和虚火牙痛。

【辨证思路】

一、辨证要点抓主症

风火牙痛为发作急骤,兼发热口渴,腮腺肿胀,苔薄脉浮。胃火牙痛为牙痛剧烈,牙龈红肿甚至出血,遇热更甚,伴口臭尿赤便秘,舌红苔黄,脉洪数。虚火牙痛为牙痛隐隐,时作时止,午后或夜晚加重,日久不愈,可见牙龈萎缩,伴腰膝酸软,头晕眼花,少苔或无苔,脉细。

二、辨经取穴

治疗牙痛取穴以足阳明胃经和手阳明大肠经的腧穴为主,足阳明胃经"入上齿中,还出挟口,环唇,下交承浆";手阳明大肠经"入下齿中,还出挟口,交人中"。

三、牙痛辨证思路

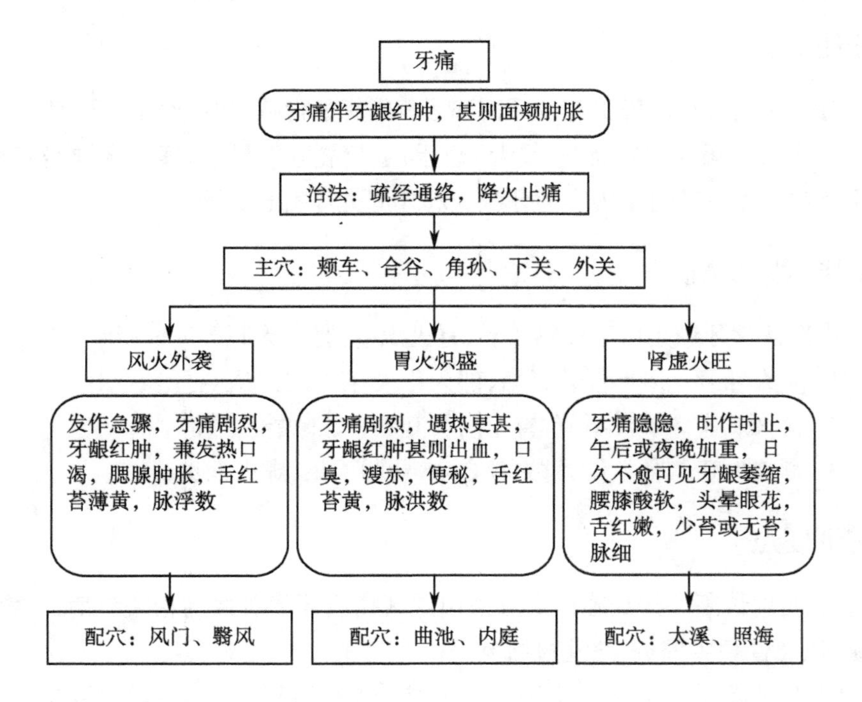

【病例思维程序示范】

陈某，男，34 岁，初诊：2014 年 3 月 12 日。主诉：牙痛伴牙龈萎缩 4 年，加重半年。患者 4 年前突感左侧上部牙龈疼痛，后出现左上齿部牙龈萎缩，逐渐全齿牙根显露，患者未予重视，后来左侧下部齿龈肿胀发炎成脓，左下侧切牙松动后掉落，就诊时下齿牙龈萎缩明显。患者诉六个月前突感牙痛且夜间尤甚，难以入睡，白天精神差，手足不温，时感腰酸，舌黯红少苔，舌体胖大，边有齿痕，脉细弱，双侧尺脉不足。

辨证思维程序：

第一步：辨证型。患者牙龈萎缩，牙痛夜间尤甚，手足不温，时感腰酸，同时舌体胖大，边有齿痕，脉细弱，双侧尺脉不足，此为肾虚火旺为主证，兼脾气不足征象。

第二步：辨经络。患者牙龈萎缩，同时牙痛，齿为肾之余，脾主肌肉，上龈属胃，下龈属大肠，故本病例与肾经、阳明经（大肠、胃）及脾经相关，取穴当首选脾经、肾经、阳明经穴位。

第三步：定治法。滋阴清火，健脾补肾。取穴：颊车、合谷、太溪、照海、三阴交、内庭、足三里、百会、安眠。合谷、颊车相配主治牙痛，补益太溪、照海、三阴交滋阴清火，泻内廷，清胃火，针刺足三里调节后天之本，以固肾精，百会、安眠镇静安神，以促睡眠，后加用曲池继续清胃肠之火。

【常用针灸处方、经验穴及操作要点】

针灸治疗牙痛具有速效，简单，并有加强止痛药的作用。根据辨证结合辨经取穴理论，对口服镇痛药无效患者，亦可以达到明显的止痛效果。针灸治疗牙痛遵循局部结合远道取穴原则，上牙痛可加太阳、颧髎；下牙痛可加大迎、承浆。内庭是胃经荥穴，有以水抑火之功，清泻胃火，消肿止痛，可点刺出血。

参考文献

[1] 王麟鹏，房敏．针灸推拿学[M]．北京：人民卫生出版社，2015.

[2] 梁繁荣．针灸推拿学[M]．北京：中国中医药出版社，2016.

[3] 王玉英，张慧珍．耳尖穴点刺放血治疗麦粒肿 91 例临床观察[J]．山东医药，2000（6）：

48.
[4] 中华医学会 . 临床诊疗指南——眼科学分册[M]. 北京:人民卫生出版社,2006.
[5] 美国眼科学会 . 眼科临床指南[M]. 中华医学会眼科学分会,译 . 北京:人民卫生出版社,2006.
[6] 中华医学会 . 临床诊疗指南——眼科学分册[M]. 北京:人民卫生出版社,2006.
[7] 孟晨,董霏雪,孙河 . 针药并用治疗颅内动脉瘤夹闭术后视神经萎缩 1 例[J]中国中医眼科杂志,2019,29(4):326-327.
[8] 陈湘君 . 中医内科学[M]. 第 2 版 . 上海:上海科学技术出版社,2015.
[9] 杜元灏,董勤 . 针灸治疗学[M]. 第 2 版 . 北京:人民卫生出版社,2016.
[10] 王洪田,李明,刘蓬,等 . 耳鸣的诊断和治疗指南(建议案)[J]. 中华耳科学杂志,2009,7(3):185-185.
[11] 胡绍 . 耳鼻喉、眼、口腔诊疗要点[M]. 武汉:武汉出版社,2009.
[12] 中华耳鼻咽喉头颈外科杂志编辑委员会鼻科组,中华医学会耳鼻咽喉头颈外科学分会鼻科学组 . 变应性鼻炎诊断和治疗指南(2015 年,天津)[J]. 中华耳鼻咽喉头颈外科杂志,2016,51(1):6-24.
[13] 李全生,魏庆宇 . 变应性鼻炎临床实践指南:美国耳鼻咽喉头颈外科学会推荐[J]. 中国耳鼻咽喉头颈外科,2015,22(9):482-486.
[14] 杨佳辉,王茎,奚玉红,等 . 新安医家论治喉痹[J]. 中医药临床杂志,2017(29):1701.
[15] 郎翔,王云松,汪晓静,等 . 针刺治疗脾虚型慢性咽炎 72 例[J]. 中国针灸,2018,38(11):84-85.
[16] 何伟,宋若会,屠彦红,等 . 针灸治疗咽炎临床研究进展[J]. 中医药临床杂志,2017(12):2140-2143.
[17] 陈莉,张英 . 针灸治疗牙痛临床研究进展[J]. 上海针灸杂志,2015(5):483-486.
[18] 林茜,竺海玮,李万瑶 . 针灸治疗牙齿痛症概况[J]. 针灸临床杂志,2001,17(12):46-48.
[19] 高正 . 陆氏针灸·高正临证经验集[M]. 北京:科学出版社,2018:120-121.

第六章　其他

第一节　晕　　厥

【概述】

晕厥(faint)是一种临床综合征,表现为突发而短暂的意识丧失。由一过性脑缺血、脑血管痉挛、体位性低血压、低血糖昏迷、癔症性昏迷以及外伤、情志等各种原因引起的晕厥可参照本篇辨证施治。

【主要病因病机】

晕厥的发生常与暴怒、猝受惊恐、跌仆创伤、劳倦过度、久病虚弱、失血过多、素体元气不足等因素有关。本病病位在脑,涉及五脏六腑,与心、肝关系尤为密切。基本病机为气机逆乱,神窍受扰,或气血不足,脑窍失养。

【辨证注意点】

1. 明确诊断

(1) 症状:突然昏仆,不省人事,四肢厥冷。轻者昏厥时间较短,数秒至数分钟后恢复清醒,重者晕厥时间较长,但苏醒后无明显后遗症。

(2) 体征:有轻微脑干损害体征,如角膜和/或咽部反射减退或消失,调节和/或辐辏障碍,自发性或转颈压迫一侧椎动脉后诱发的眼震以及阳性的病理反射等。

(3) 辅助检查:测血压,查血红蛋白、红细胞计数及心电图、电测听、脑干诱发电位、颈椎X线片、经颅多普勒超声、头颅CT、MRI或MRA检查。

2. 鉴别诊断　须与耳科、肿瘤、脑外伤、血液病、急性脑梗死、脑出血等引起的昏迷鉴别。

3. 辨证要点　实证多因暴怒引起,兼见面赤唇紫,口噤息粗,肢挛握拳。脉伏或沉弦;虚证兼见面白唇淡,目陷口张,息微汗出。舌质淡,脉沉微。

【辨证思路】

一、抓住主症以明确诊断

晕厥为临床常见危重病证，应紧急救治，同时应积极寻找病因，患者的初始评估应包括采集全面的病史、进行体格检查。

二、分虚实

区分实证与虚证。

三、操作要领

实证只针不灸，泻法，或百会点刺出血，可用电针；虚证针灸并用，补法，重灸百会。

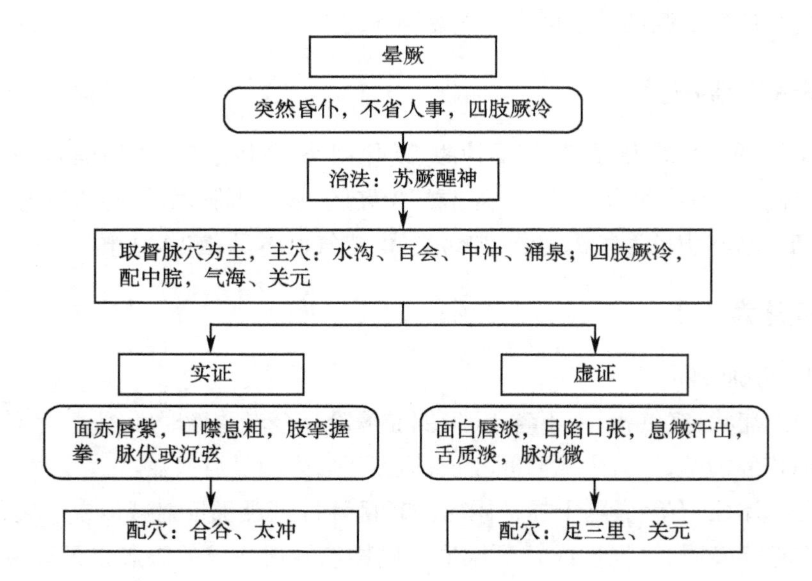

【病例思维程序示范】

患者，女，25岁，于2009年10月8日就诊。主诉：反复发作性晕厥1周，加重1天。病史：1周前因环境闷热，出现短暂头晕、面色苍白、恶心、大汗、站立不稳、心慌，后出现意识丧失约2min，醒后自觉乏力、头昏、头痛，无精神恍惚等症状，约2h后症状消失。后因工作紧张，上述症状再发，经多项检查未见明显异常，1天前晕厥再次发作3min，遗留头痛、头晕、乏力等症状。查体：面色白，舌质淡、苔白，脉细，血压：90/60mmHg，脉搏：55次/min，直立倾斜试验（HUT）阳性。

辨证思维程序:

第一步:辨明晕厥的性质。病案中患者属血管迷走性晕厥,以心动过缓和/或外周血管舒张为特征,常由情绪或立位应激、疼痛性或伤害性刺激、害怕身体受伤、长时间站立、热暴露或强体力活动后发生,可伴有恶心、苍白和出汗等前驱症状,可反复发作。这是晕厥的最常见原因,尤其发生在没有明显心血管或神经系统疾病的患者。

第二步:辨明晕厥为实证、虚证。此案属中医“厥证”之“虚厥”,病因多与平素体质虚弱,又与过度疲劳、睡眠不足、精神压力较大有关;病机为气血不充、气虚下陷、清阳不升、脑窍失养,造成突然晕厥。

第三步:治疗。治以升提清阳,醒神开窍。

取穴:百会、中脘、气海、关元。

操作方法:诸穴行平补平泻法,待患者头顶有胀感,留针20min,亦可针后施灸20min,待头晕、乏力症状好转,可继续治疗,随访发作频次及程度。

【常用针灸处方、经验穴及操作要点】

1. 于文幸等选用百会、水沟、内关、合谷等治疗血管迷走性晕厥,除百会穴外,其余穴位均大幅度快速提插捻转,直至患者苏醒,治疗后所有患者均于3min内苏醒。

2. 耳针　取心、皮质下、肾、肾上腺。实证加肝、肺;虚证加脾、胃。毫针刺法,实证用强刺激,虚证弱刺激,直至复苏。

3. 三棱针　取太阳、十二井穴或十宣。用三棱针点刺放血。适用于实证。

4. 典型病案　承淡安在望亭时,曾治疗一例“气厥”患者。其为开茶店张某的妻子,因与人发生口角,受到对方辱骂,忿火未泄,气机瘀结,猝然色变脉伏,不语,气上冲逆,喘息不止,承淡安为其针刺膻中、中脘、气海三穴,病患即气平语出。

第二节　内脏绞痛

一、心绞痛

【概述】

心绞痛(angina pectoris)是指冠状动脉供血不足,心肌急剧的、短暂的缺血、缺氧所引起的临床综合征。以胸骨后或心前区突然发生压榨性疼痛,伴心悸、胸闷、气短、汗出为特征,呈反复发作,一般持续时间几秒至十余分钟不等,休息或用药后可缓解。西医学中,冠状动脉粥样硬化性心脏病、心脏神经官能症、急性冠脉综合征、X综合征、风湿热、冠状动脉炎、肥厚型心肌病等均可引起心绞痛。稳定型心绞痛在规范治疗的基础上,其辅助治疗可参照本篇论治。

【主要病因病机】

心绞痛属中医学“胸痹”“心痛”“厥心痛”“真心痛”等范畴,其发生常与寒邪内侵、情志失调、饮食不当、年老体虚等因素有关。本病病位在心,与肝、肾、脾、胃关系密切。基本病机为心脉失养,或心络不畅。

【辨证注意点】

1. 明确诊断

(1) 症状:突发胸闷及胸骨后或心前区压榨性或窒息性剧痛,伴心悸、胸闷、气短、出汗、表情焦虑和恐惧感。一般持续数秒至十余分钟不等,可放射至左肩、左上肢、前臂内侧及无名指和小指。

(2) 体征:心绞痛患者少有体征,多为原发病的体征,心绞痛发作时可以伴有心率增快、血压升高,严重时表情焦虑,甚至伴皮肤湿冷、心音减弱、奔马律或心尖区的收缩期杂音。

(3) 辅助检查

1) 评价危险因素的检查:高敏C反应蛋白(hs-CRP)测定,肌钙蛋白测定,静息心电图及动态心电图监测(Holter);负荷运动试验。

2) 确定冠状动脉疾病的检查:评价冠状动脉病变的方法有多层螺旋CT、

血管内超声及冠状动脉造影。

2. 鉴别诊断　须与急性心肌梗死、肋间神经痛、肌肉骨关节疾病、胆系和上消化道病变等进行鉴别。

3. 辨证要点

（1）气滞血瘀：常因七情诱发，胸闷及心区压榨性疼痛，烦躁不宁。舌黯，苔薄白，脉弦紧。

（2）寒凝血瘀：遇寒诱发，面色晦黯，唇甲青紫，心痛如刺，痛有定处，心痛彻背。舌紫黯或有瘀斑，脉涩。

（3）痰浊阻络：胸中痞闷而痛，痛彻肩背，喘不得卧，喉中痰鸣，形体肥胖，口黏乏味。舌胖，苔腻，脉滑。

（4）阳气虚衰：面色苍白或表情淡漠，甚至心痛彻背，大汗淋漓，气促息微，四肢厥冷，唇甲青紫或淡白。舌淡，苔薄白，脉沉细微。

【辨证思路】

一、分情况处理

针灸对于稳定型心绞痛可缓急止痛，对于重症及心肌梗死可疑者，应慎重处理，应及时采取综合方案救治，间歇期可坚持治疗。

二、辨证

辨明气滞血瘀、寒凝血瘀、痰浊阻络、阳气虚衰等证型。

三、操作要领

膻中向下平刺，余穴常规刺，可用电针。寒凝血瘀、阳气虚衰宜用灸法。

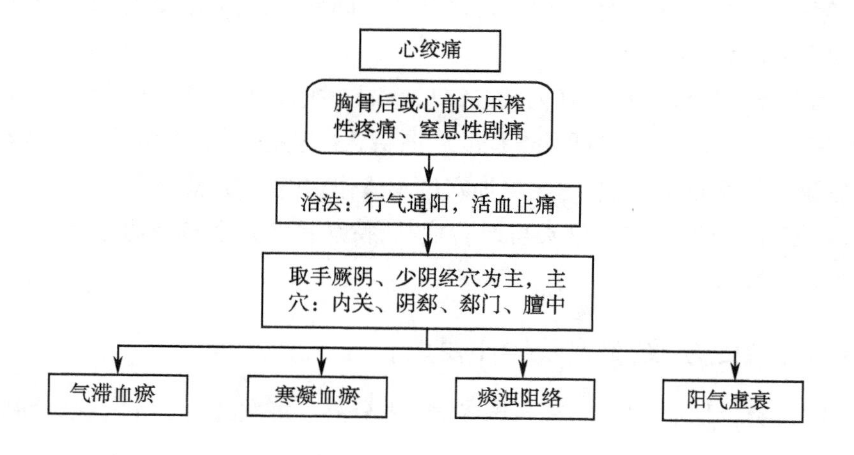

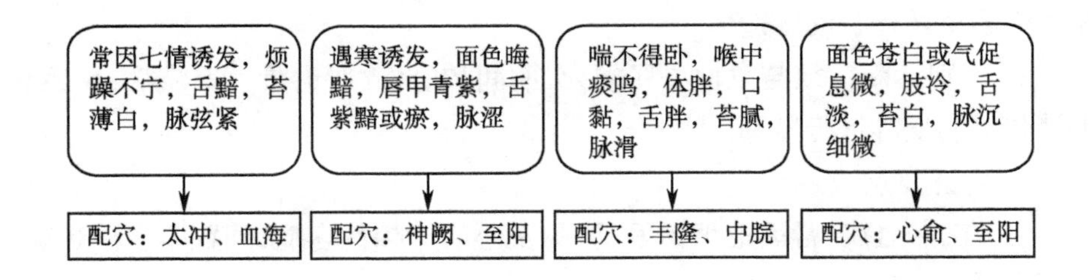

【病例思维程序示范】

患者李某，女，52岁，高血压病史8年，冠心病史5年，日常口服拜新同维持血压，2011年2月因腔隙性脑梗死住院治疗，心电图示：完全性右束支传导阻滞、左心室肥大。静脉用药舒血宁、血栓通、奥扎格雷钠、马来酸桂哌齐特，2011年2月25日因劳累，23:00出现心前区憋闷疼痛，痛彻颈肩，自行舌下含服硝酸甘油1粒，5min后无缓解，继含服1粒未缓。后先后两次含服速效救心丸各12粒，症状无缓解并逐渐加重，伴头晕、恶心。同病房患者呼叫医护，急予吸氧，此时患者濒死感，流泪，并手抓挠心前区，左寸脉沉迟。速以针刺左侧内关穴，得气后行捻转手法，平补平泻后患者自述疼痛及憋闷症状立即缓解。此时测心电图示：完全性右束支传导阻滞、左心室肥大。与入院时相比无明显变化。留针30min，患者病情好转，平稳入睡。次日晨起后再次针刺内关穴，留针30min，至出院心绞痛未复发。

辨证思维程序：

第一步：综合判断发病情景，患者住院期间发作，且疾病知晓程度较高，利于疾病的及时诊治。

第二步：研究表明针刺（内关、通里，每周3次，治疗4周）治疗可减少稳定型心绞痛的发作次数，降低发作程度。该患急性起病，首选要穴内关即取得疗效，临证可灵活选穴，无需继续增加穴位及操作难度，增加患者负担。

第三步：急性发作时针灸可改善症状，待病情稳定后选择继续治疗，有利于减少发作频率。

【常用针灸处方、经验穴及操作要点】

1. 耳针　取心、神门、皮质下、交感、内分泌。每次选用3~4穴，毫针刺法，或压豆法。

2. 穴位贴敷　膻中、巨阙、心俞、厥阴俞。七厘散少许，贴敷。

二、胆　绞　痛

【概述】

胆绞痛(cholecystalgia)是一种常见的急腹症，以右上腹胆区绞痛，阵发性加剧或痛无休止为主要特征。各种胆道疾患，如胆管炎、胆囊炎、胆石症、胆道蛔虫等引起的心绞痛可参照本篇施治。

【主要病因病机】

胆绞痛属于中医学“胁痛”范畴，其发生常与情志不遂、恣食肥甘、结石、蛔虫等因素有关。本病病位在胆，与肝关系密切。基本病机为胆腑气机不畅。

【辨证注意点】

1. 诊断要点

(1) 症状：突发性右上腹剧痛，呈持续性绞痛，阵发性加剧。疼痛部位拒按，疼痛可放射至肩背部。

(2) 体征：右上腹可有压痛、叩击痛、肌紧张，墨菲征阳性，少数可见黄疸。

(3) 辅助检查：可结合血常规、肝功能、甲胎蛋白(AFP)、胆囊造影、B超、CT等检查。

2. 鉴别诊断

须与胸痛、胃脘痛、黄疸、鼓胀、肝癌等加以鉴别。

3. 辨证要点

(1) 肝胆气滞：常因情志变动而诱发，兼见性情急躁，胸闷不舒，恶心呕吐，纳呆。舌淡红，苔薄白，脉弦。

(2) 肝胆湿热：寒战高热，恶心呕吐，口苦咽干，黄疸，便干溲黄。舌红，苔黄腻，脉滑数。

(3) 蛔虫妄动：右上腹及剑突下呈钻顶样剧痛，拒按，恶心呕吐或吐蛔。舌淡，苔白，脉弦紧。

【辨证思路】

一、分情况处理

针灸对于新急性发作、病程短、无严重并发症的胆绞痛疗效理想，但应注意严重并发症或结石较大且有梗阻倾向者，应积极采用综合治疗。

二、辨证

辨明肝胆气滞、肝胆湿热、蛔虫妄动等证型。

三、操作要领

日月沿肋间隙向外斜刺或平刺，勿深刺，以免刺伤内脏；余穴常规刺，泻法，久留针，间歇行针以保持较强针感，亦可加电针。

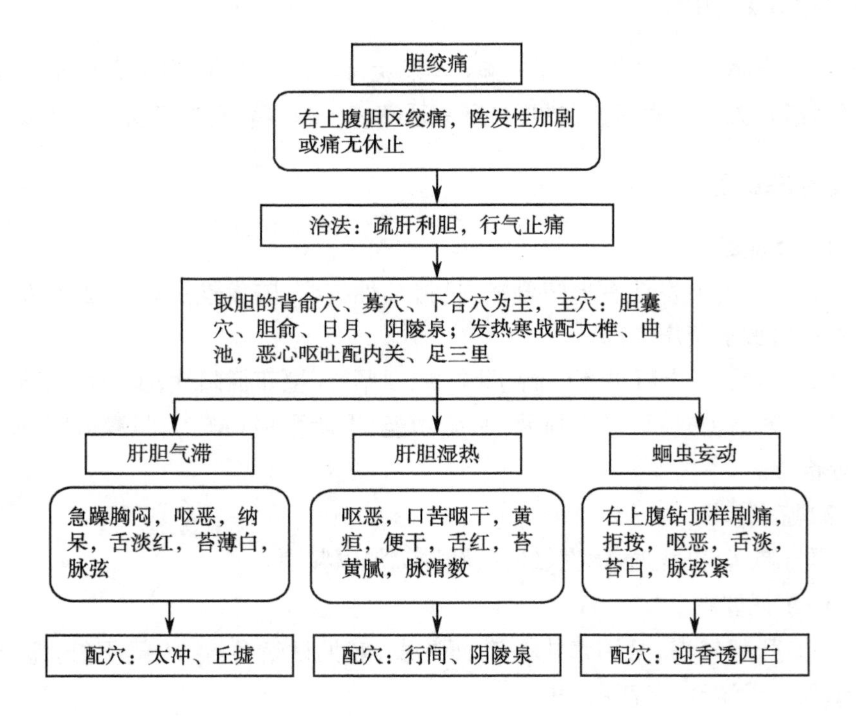

【病例思维程序示范】

病案：李某，女性，56岁，右中上腹痛30余年，因饮食不慎突发右中上腹疼痛伴恶寒发热5h，疼痛向肩背部放射，体温39℃，急查胆红素（-），尿胆原（+），尿胆素（+）。查体：痛苦面容，巩膜及皮肤无明显黄染，心肺无异常，腹软，肝脾未触及，右胁下压痛，墨菲征（+），舌红苔黄腻。西医诊断：急性胆囊炎。针刺胆囊穴(双),留针半小时,疼痛即止,发热寒战渐消失。4日后复查超声:慢性胆囊炎。复查尿三胆阴性。

辨证思维程序:

第一步:针灸治疗胆绞痛现临床应用较少,此案发生于20世纪90年代。临证中应首先辨明病情严重程度,注意与其他类型急腹症鉴别。此案辅助检查确诊为胆绞痛,急性发作。

第二步:患者伴恶寒发热,舌红苔黄腻,为肝胆湿热证。

第三步:治疗。胆囊穴为治疗本病的经验用穴,在此基础上注意临证加减,待疼痛缓解,病情趋于稳定,应积极进行慢性胆囊炎的宣教及防控。

【常用针灸处方、经验穴及操作要点】

耳针:取肝、胆、腹、神门、交感、胃。每次选用3~4穴,毫针刺法,或压豆法。

三、肾　绞　痛

【概述】

肾绞痛(renal colic)以剧烈腰区疼痛或侧腹部绞痛为主要特征,呈阵发性和放射性,可伴有血尿、排尿异常。肾或输尿管结石引起的绞痛可参照本篇施治。

【主要病因病机】

肾绞痛属中医"腰痛""石淋""血淋"范畴,其发生常与过食辛辣、情志不遂、肾气亏虚等因素有关。本病病位在肾、膀胱,与脾、三焦关系密切。基本病机为结石内阻,气机不畅,水道不通。

【辨证注意点】

1. 明确诊断

(1) 症状:剧烈腰部或侧腹部绞痛,或阴部急胀刺痛,多呈持续性或间歇性,可见排尿困难或滴沥中断,或出现血尿。体征:可有患侧肾区叩击痛,输尿管和膀胱压痛。

（2）辅助检查：B 超、尿路平片、静脉尿路造影、CT、肾穿刺造影、血液分析、尿液分析、结石分析等。

2. 鉴别诊断　须与胆结石、胆道蛔虫症、急性阑尾炎、急性胰腺炎、肾结核、肾肿瘤、卵巢囊肿蒂扭转等引起腰背痛、腹痛的有关疾病进行鉴别。

3. 辨证要点

（1）下焦湿热：兼见小便黄赤浑浊，淋沥不畅，或有尿血，身热。舌红，苔黄腻，脉弦滑。

（2）肾气不足：兼见排尿无力，小便断续，甚则点滴而下，腰膝酸软，神疲懒言。舌淡，苔薄白，脉沉细。

【辨证思路】

一、分情况处理

针灸对于肾绞痛有较好的止痛效果，待疼痛缓解后应进一步治疗原发病，必要时采取综合措施。治疗期间宜多饮水，泌尿系统结石可适当运动，增强疗效。

二、分型

辨明下焦湿热、肾气不足证型。

三、操作要领

中极、京门不可深刺，以防伤及内脏；余穴常规刺，可用电针。

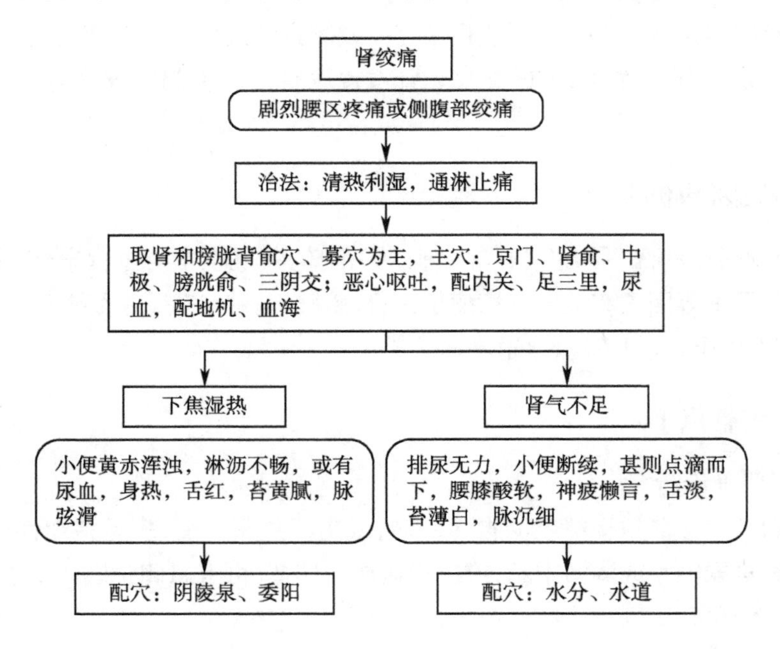

【病例思维程序示范】

病案：患者，女，35岁，右侧腰痛伴右下腹疼痛12h，曾肌内注射阿托品1mg，口服镇痛药未能缓解。患者屈膝体位，辗转不宁，面色苍白，冷汗满面。右肾区叩击痛，右下腹拒按。遂行针刺肾俞、交信、三阴交、太溪、腰夹脊、腰痛点治疗，1min后疼痛减轻，留针30min逐渐缓解。起针后超声检查示：右肾液性暗区约3cm×3.5cm，提示肾积水。继耳穴肺、脾、肾、输尿管、膀胱、肾上腺、交感，隔3日换对侧耳穴。2周后超声复查，积水消失，随访半年未复发。

辨证思维程序：

第一步：此案患者疼痛剧烈，强迫体位，检查欠配合，首先镇痛治疗。临证中应注意急症的鉴别，避免贻误时机。

第二步：患者岁在壮年，疼痛剧烈，无明显肾气不足征象。可辨为下焦湿热证。然起病急，选穴应根据体位等因素灵活掌握。

第三步：治疗。以上选穴皆为肾病要穴，三阴交为阴经交会穴，交信为阴跷之郄穴，可通络止痛。疼痛虽缓，病情尤在，耳穴配合后续治疗，标本兼顾。

【常用针灸处方、经验穴及操作要点】

耳针：取交感、皮质下、肾、膀胱、输尿管、三焦。每次选用3~4穴，毫针刺法，或压豆法。

第三节　戒烟综合征

【概述】

戒烟综合征（quit smoking syndrome）是指长期吸烟者，一旦中断吸烟后出现的全身一系列的瘾癖症状，表现为烦躁、失眠、头痛及纳呆等，严重者甚至影响正常生活。

【主要病因病机】

毒邪久滞，脏腑失和，内扰心神。

【辨证注意点】

1. 明确诊断　有较长时间吸烟史，每天吸10~20支或20支以上，一旦中断吸烟，出现的全身一系列的瘾癖症状，表现为烦躁、失眠、头痛及纳呆等，严重者甚至影响正常生活。

2. 鉴别诊断　须与戒酒综合征、戒毒综合征相鉴别。

3. 辨证要点　根据主症、兼症辨证取穴

【辨证思路】

一、辨病

有较长时间吸烟史，每天吸10~20支或20支以上，一旦中断吸烟，出现全身一系列的瘾癖症状，表现为烦躁、失眠、头痛及纳呆等，严重者甚至影响正常生活。

二、辨主症、兼症

临床表现为精神萎靡，疲倦乏力，焦虑不安，呵欠连作，流泪流涎，口淡无味，咽喉不适，胸闷，恶心呕吐，甚至出现肌肉抖动、感觉迟钝等

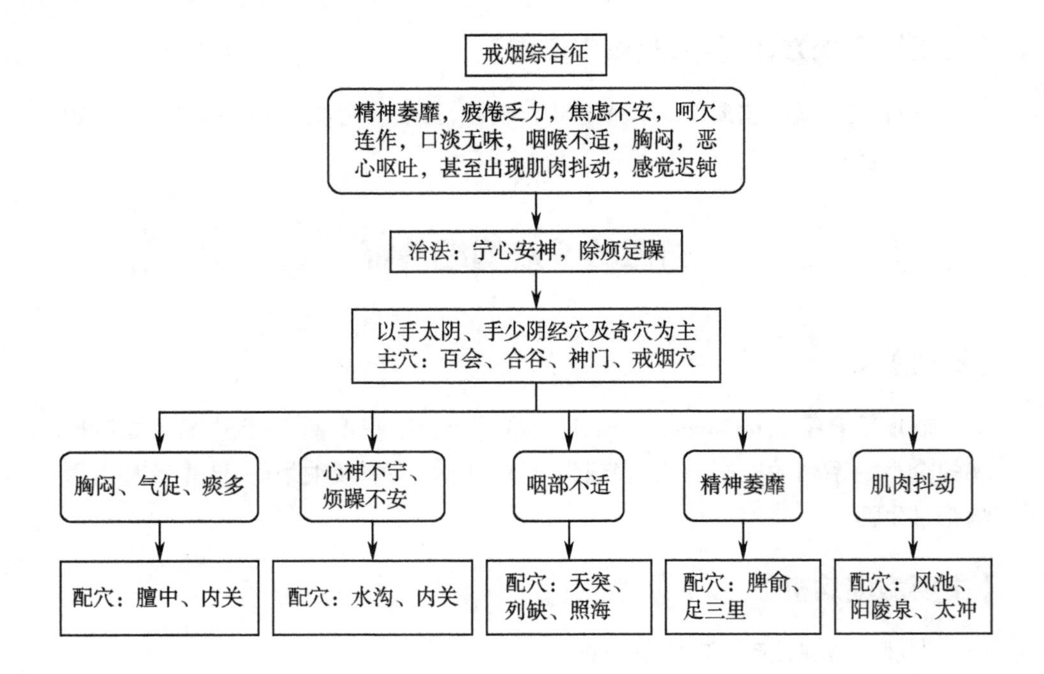

【病例思维程序示范】

李某，男，37岁，吸烟史15年，每日吸烟约20支，咳嗽、口干，曾多次自主戒烟，均无佳效，且戒烟期间患者自觉精神萎靡，疲倦乏力，口淡无味，咽喉不适明显，痰多，2013年7月23日来诊。查体：舌质红，苔黄，脉滑数。

辨证思维程序：

第一步：明确诊断。根据患者个人史，吸烟史15年，每日吸烟约20支，故考虑为戒烟综合征。

第二步：根据患者症状，戒烟期间自觉出现精神萎靡，疲倦乏力，口淡无味，咽喉不适明显，痰多，且舌质红，苔黄，脉滑数，考虑烟毒壅肺日久，肺失肃降，痰热壅肺，热灼伤津，气随阴亏，以致痰瘀互结。

第三步：治疗。因辨病为戒烟综合征，主要表现为精神萎靡，疲倦乏力，口淡无味，咽喉不适明显，痰多，故治拟宁心安神，宣肺化痰，针灸穴方如下：

主穴：百会、合谷、神门、戒烟穴（列缺与阳溪连线中点）；

配穴：脾俞、内关、天突、列缺；

操作：毫针刺或结合电针，戒烟穴、合谷接电针，密波或疏密波交替，刺激20~30min。

其他治疗：耳穴法：肺、口、内鼻、皮质下、交感、神门。埋针或用王不留行籽贴压，每日按压3~5次，特别是有吸烟要求时应及时按压，能抑制吸烟的欲望。

针灸治疗戒烟隔日1次，1周3次，4周为1个疗程，要求患者配合逐步减少吸烟量，1~2个疗程完全戒断。

【常用针灸处方、经验穴及操作要点】

经验处方

取穴：戒烟穴$_{双}$、内关$_{双}$、神门$_{双}$、百会、四神聪、膻中、中脘、足三里$_{双}$、太冲$_{双}$、丰隆$_{双}$；

操作：戒烟穴（又称甜蜜穴，位于阳溪与列缺穴连线的中点）用泻法，余穴位用平补平泻法，留针30min。

第四节 肥 胖 症

【概述】

肥胖症(obesity)指摄入热量超过消耗热量,体内脂肪堆积过多及(或)分布异常,体重超过标准体重20%以上,以肥胖为主要临床表现的疾病。本章节论述以单纯性肥胖为主。

【主要病因病机】

肥胖病因主要与禀赋不足、饮食不节、过度安逸、情志失调等因素有关,在内外因素作用下,阴阳、气血、津液、情志、脏腑功能失调,导致水湿、痰饮、膏脂等壅盛而发生肥胖。

【辨证注意点】

1. 明确诊断

(1) 症状:形体肥胖,乏力少动,怕热多汗,多食善饥,便秘腹胀,尿黄量少,下肢浮肿,情志抑郁,烦躁易怒,或腰酸阳痿,月经不调,甚至动则喘促,胸闷心慌。

(2) 体征:中、重度肥胖者脊柱及负重关节易出现退行性变,表现为腰痛及腿痛,皮肤可有紫纹,皮肤出现皱褶糜烂、皮炎及皮癣,呼吸道感染较常见。

(3) 辅助检查:体质指数(BMI)和体脂百分比(F%)是诊断单纯性肥胖的重要指标。

2. 鉴别诊断 须与继发性肥胖相鉴别。

3. 辨证要点 虚证分清脾虚湿阻、脾肾阳虚;实证分清胃肠腑热、肝郁气滞。

【辨证思路】

一、抓主症以辨病

体重超过标准体重20%以上,表现为形体肥胖,面肥颈臃,腹大腰粗,为肥胖症。

二、区分单纯性肥胖与继发性肥胖

	单纯性肥胖	继发性肥胖
患者占比	95%	5%
临床表现	脂肪分布均匀,无其他器质性疾病表现	常伴有原发疾病表现
神经-内分泌-代谢紊乱	无	有

三、区分实证、虚证

根据主症、兼症,分析虚实,实证分清胃肠腑热、肝郁气滞,虚证分清脾虚湿阻、脾肾阳虚。

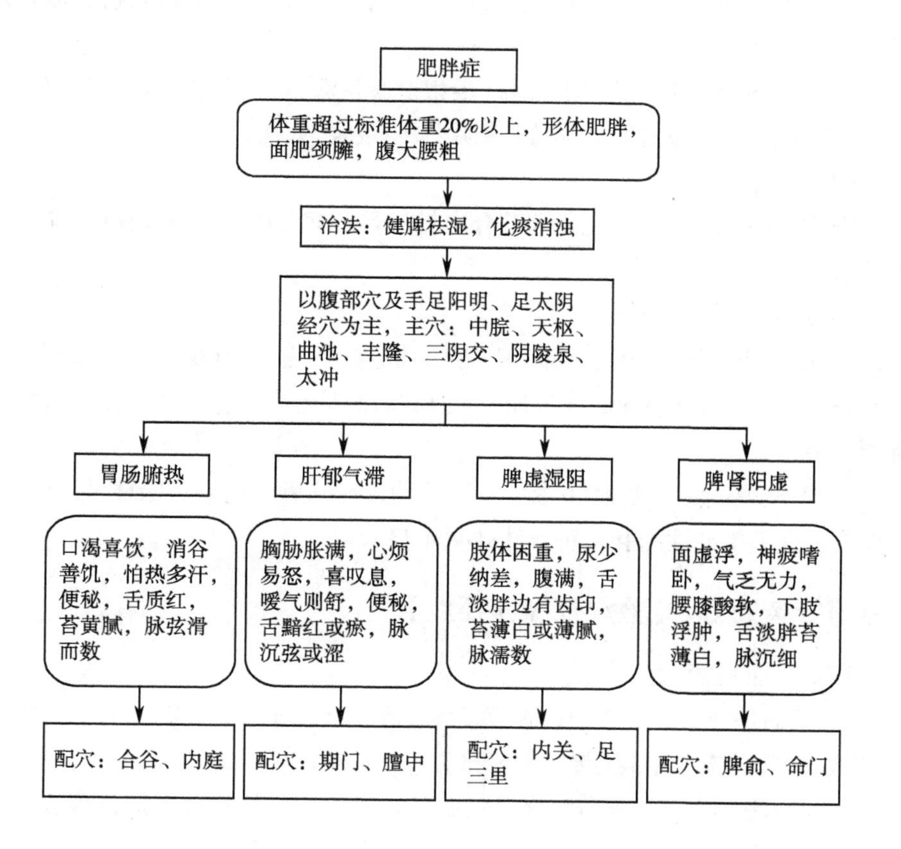

【病例思维程序示范】

关某,女,23岁。就诊日期:2009年4月12日。自上初中开始逐渐增胖,现身高 165cm，体重 101kg，近 1 年自觉头晕乏力，记忆力差，面色少华，倦怠懒言，腰膝酸软，四末冷，胃纳一般，舌淡胖，边有明显齿痕，苔薄，脉沉缓。

辨证思维程序：

第一步：首先区分单纯性肥胖还是继发性肥胖。根据此患者自上初中开始逐渐增胖，现身高 165cm，体重 101kg，无神经、内分泌等方面异常表现，故考虑为单纯性肥胖。

第二步：根据此患者现身高 165cm，体重 101kg，近 1 年自觉头晕乏力，记忆力差，面色少华，倦怠懒言，腰膝酸软，四末冷，胃纳一般，且舌淡胖，边有明显齿痕，苔薄，脉沉缓。辨为虚证，属脾肾阳虚之证。

第三步：可做哪些相关检查。根据患者的症情可做些必要检查，如激素水平、甲状腺功能等。

第四步：治疗。因辨为脾肾阳虚，治拟健脾祛湿，化痰消浊。针灸穴方如下：

主穴：中脘、天枢、曲池、丰隆、三阴交、阴陵泉、太冲；

配穴：脾俞、命门；

操作：毫针刺，泻法为主，可结合电针。足三里、中脘、天枢、脾俞、命门可加灸法。

其他治疗

1. 耳穴法　胃、大肠、小肠、脾、神门、饥点、三焦、内分泌。埋针或用王不留行籽贴压，每次餐前 30min 按压耳穴 1min，3 天更换 1 次。适宜于单纯性肥胖畏针者。

2. 穴位埋线法　曲池、中脘、关元、天枢、足三里。植入可吸收线，每 2 周 1 次。适宜于单纯性肥胖多种疗法效果不显者。

【常用针灸处方、经验穴及操作要点】

贺氏针灸三通法

1. 微通法　前部穴位：中脘、关元、大巨、支沟、丰隆、然谷、太白、足临泣；后部穴位：督脉穴（大椎至腰阳关）、脾俞。毫针刺。

2. 强通法　局部（腹、背、腰、臀、四肢）肥胖者，三棱针放血加拔罐法。

3. 温通法　局部（腹、背、腰、臀、四肢）肥胖者，火针疗法。

参考文献

[1] 杨静,朱明军,李彬. 中医药治疗血管迷走性晕厥研究进展[J]. 中华中医药杂志,2018,33(3):1011-1013.

[2] 王雪梅,高希言. 针灸百会穴治疗血管迷走性晕厥56例[J]. 中国针灸,2011,31(11):974.

[3] 王桂玲,周杰,谢新才,等. 贺氏针灸三通法治疗脾虚湿阻型单纯性肥胖症80例临床观察[J]. 中医杂志,2015,56(12):1030-1033.

[4] Zhao L,Li D,Zheng H,et al. Acupuncture as adjunctive therapy for chronic stable angina:a randomized clinical trial[J]. Jama Internal Medicine,2019,179(10):1388-1397.

[5] 张燕丽,刘鹏,付起凤,等. 针灸对冠心病心绞痛的临床治疗研究进展[J]. 针灸临床杂志,2019,35(4):80-84.

[6] 王阶,陈光. 冠心病稳定型心绞痛中医诊疗专家共识[J]. 中医杂志,2018,59(5):447-450.

[7] 吴滨. 针刺内关穴为主治疗冠心病心绞痛临床研究[J]. 中医临床研究,2015,7(5):50-51.

[8] 赵文麟,黄洪伟,孙忠人. 针刺治疗突发心绞痛1例[J]. 针灸临床杂志,2012,28(10):27.

[9] 衷敬柏,张文娟,杨建宇,等. 中医内科常见病诊疗指南(西医疾病部分)冠心病心绞痛[J]. 中国中医药现代远程教育,2011,9(18):143-145.

[10] 谭学锋. 针灸治疗胆绞痛76例临床观察[J]. 江西中医药,1995(S1):125-126.

[11] 胡宝生,王尚全,卢秀珍. 耳穴治疗胆绞痛144例临床观察[J]. 中国针灸,1995(2):15-16.

[12] 段修芳. 耳压与体针合治胆石症急性胆绞痛38例止痛观察[J]. 中国针灸,1994(S1):32-33.

[13] 中国针灸学会. 循证针灸临床实践指南:单纯性肥胖[M]. 北京:中国中医药出版社,2015.

[14] 黄乐春,李俊雄. 针刺配合耳针治疗肾绞痛疗效观察[J]. 上海针灸杂志,2009,28(5):276-277.

[15] 那彦群,孙光. 中国泌尿外科疾病诊断治疗指南[M]. 北京:人民卫生出版社,2009.

[16] 赵玉娟,冯佳明,魏淑娟,等. 穴位埋线治疗戒烟综合征的临床研究[J]. 中医药学报,2015,43(4):125-126.

[17] 黄瑾明,宋宁,黄凯. 黄瑾明医案选之戒烟[J]. 辽宁中医药大学学报,2007,9(6):94.